Die

Heil- und Pflege-Anstalten

für

Psychisch Kranke

in

den Skandinavischen Ländern

im Jahre 1900.

Von

Henrik A. Th. Dedichen.

Berlin
Druck und Verlag von Georg Reimer.
1901.

Herrn Professor Dr. Heinrich Laehr

in Verehrung gewidmet.

Hochgeehrter Herr Geheimer Sanitäts-Rath!

Ich bitte, lieber Meister, Ihnen diese Arbeit widmen zu dürfen. Ich habe es versucht, für die skandinavischen Länder ein Seitenstück davon zu liefern, was für das deutsche Sprachgebiet Ihr vorzügliches Buch schon lange leistet. Der Versuch ist kühn, und ohne Ihre ermunternde Anregung hätte ich es nie gewagt, mich daran zu machen. Ich ging an das Unternehmen mit der höchsten Bewunderung für Ihr lebhaftes Interesse für unsere Wissenschaft, für Ihre unerschöpfliche Energie im Bestreben, die Kollegen zu gemeinschaftlicher Arbeit und Gemeinsinn zu sammeln, für Ihren heiteren Glauben, dass alle Hindernisse überwunden werden können, und dies Gefühl hat sich gesteigert, je mehr ich während der Arbeit erfahren habe, welche Hindernisse schon Mangel an kollegialischem Sinne auftürmen kann, — der Hindernisse, die die Verhältnisse selbst darbieten, nicht zu gedenken. Glücklich das Land und der Stand, die sich eines so unermüdlichen und getreuen Arbeiters rühmen können, wie Sie es für die deutsche, und somit für die ganze, psychiatrische Forschung gewesen sind.

In Dankbarkeit und Hochachtung

Henrik A. Th. Dedichen.

Vorwort.

Im Juni 1899 wurde teils direkt, teils durch die Autoritäten des betreffenden Landes die folgende Zuschrift an sämmtliche Directoren der skandinavischen Irren-Anstalten gesandt:

Geehrter Herr Kollege!

Alle diejenigen, die sich in Deutschland aufgehalten haben, um die Einrichtung und die Verwaltung von Irrenanstalten zu studieren, haben sich sicherlich mit dem Buche des Geheimen Sanitäts-Raths und Professors Dr. H. Laehr, „Die Heil- und Pflege-Anstalten für Psychisch Kranke des deutschen Sprachgebietes“, bekannt gemacht. Man findet nämlich in diesem Buche die besten und sichersten Aufschlüsse über alle öffentlichen und privaten deutschen Irrenanstalten. Erstens wird eine kurz gefasste geschichtliche Uebersicht gegeben, oft von Auskünften über Anlagekosten, Grundareal, Heizungs- und Abfuhrsystem und dergl. begleitet, dann statistische Daten für das letzte Jahr und Verzeichnis über die fungierenden Aerzte, und endlich Aufschlüsse darüber, welche Publikationen aus der betreffenden Anstalt oder über dieselbe erschienen sind.

Die Bedeutung einer solchen Arbeit wird nicht allein der Fremde, der ohne diesen *Baedeker* der Irrenärzte während seiner Studienreise dem reinen Zufall überlassen wäre, sondern ein jeder Irrenarzt, der den Ueberblick über die Entwicklung der Irren-Pflege erstrebt, als unschätzbar erkennen. Dass ausserdem ein erhebliches Material für das künftige Studium der Kulturgeschichte unserer Zeit darin aufgehoben ist, wäre es wohl nicht nötig hervorzuheben.

Die Aufnahme, die das Buch des Geheimen Sanitäts-Raths Laehr in Deutschland erfahren hat, zeugt auch hinlänglich davon, dass es einem Mangel abgeholfen hat. Seitdem es im Jahre 1852 zum ersten Male erschien, hat es eine lange Reihe wachsender Auflagen erlebt.

Es ist deshalb durchaus erklärlich, dass der trotz seiner nahezu achtzig Jahre für die psychiatrische Forschung noch gleich energisch und jugendlich interessierte Herausgeber den Wunsch hegt, ähnliche Werke über Irrenanstalten in anderen Ländern dem deutschen Werke nachfolgen zu sehen, und er hat zu dem Zwecke Kollegen in Frankreich, England, Holland, Belgien, Russland, Spanien, Portugal, Italien, in der Türkei und in Amerika ersucht, Beiträge dazu zu liefern. Was die skandinavischen Länder betrifft, ist die Arbeit dem Unterzeichneten übertragen.

Ich gestatte mir deswegen, die umstehenden Fragen gefälligst beantwortet zu erbitten. Auch für das Erteilen (möglichst bald, wenn ich bitten darf) aller sonstigen Aufschlüsse, die von Interesse für die beabsichtigte Arbeit sein möchten, werde ich Ihnen sehr dankbar sein. Es wäre auch zu wünschen, dass die von der Anstalt her oder über die Anstalt veröffentlichten Arbeiten — Zeitungs- und Zeitschriftsartikel mit einbegriffen —, wo möglich, der Beantwortung mitfolgten.

Eine Arbeit, wie die hier geplante, wird sowohl zur Erweiterung der gegenseitigen Kenntnis des Asylwesens in den skandinavischen Ländern und dadurch zur erfolgreichen Entwicklung desselben mächtig beitragen, als auch bewirken, dass es im Auslande bekannt wird.

Ich wage es deshalb zu hoffen, dass Sie, geehrter Herr Kollege, durch das Erteilen der nötigen thatsächlichen Aufschlüsse Ihr Mögliches thun werden, um dazu beizutragen, dass der skandinavische Teil des Werkes als ein würdiges Glied des grossen internationalen Ganzen erscheinen kann. Das Büchlein wird wahrscheinlich in Berlin auf Deutsch erscheinen. Ich ersuche Sie, geehrter Herr Kollege, die Herausgabe des Büchleins durch Subskribieren gefälligst zu unterstützen.

In vorzüglicher kollegialer Hochachtung und Ergebenheit

Henrik A. Th. Dedichen
(damals Arzt am Asyl von Rotvold).

Meinem Ersuchen wurde — bis auf eine einzelne Ausnahme — von allen mit der grössten Gefälligkeit nachgekommen, und ich bitte hiermit, an alle, die mir Hülfe geleistet haben, meinen verbindlichsten Dank aussprechen zu dürfen. Besonders hebe ich die Gesundheitsbehörden der vier Länder hervor, Herrn Director M. Holmboe in Kristiania, das dänische Gesundheitskollegium in Kopenhagen, das königliche schwedische Medizinalamt in Stockholm, und Herrn Medizinalrath Bergstedt in Helsingfors. Die beiden zuletzt genannten Behörden haben sogar das Wohlwollen gehabt, jede in ihrem Lande, alle erforderlichen Aufschlüsse einzuziehen und sie mir gesammelt zuzusenden. Als einen interessanten und wertvollen Zuwachs des Werkes wird man sicherlich die geschichtlichen Uebersichten erkennen, die, was Dänemark betrifft, vom Ober-Arzte Rohmell, — was Finnland betrifft, vom Medizinalrath Bergstedt, — was Schweden betrifft, vom Professor Dr. Schuldheiss verfasst sind. Auch diesen Herren bringe ich meinen besten Dank.

Sowohl für die Länder als grösstenteils für die Anstalten ist die Reihenfolge alphabetisch. Es folgen also die Länder: 1. Dänemark, 2. Finnland, 3. Norwegen, 4. Schweden.

Henrik A. Th. Dedichen
Dirigierender Arzt
an dem noch im Bau begriffenen Privatasyl an Alna.
(Oestre Aker, Norwegen.)

I.

Dänemark.

Dänemark mit einer Flächengrösse von 38340 qkm und etwa 2400000 Einwohnern (auf jeden □ Kilometer kommen somit etwa 62 Einwohner) hat 5 öffentliche und 7 kommunale Anstalten, und eine Universitätsklinik an der psychiatrischen Abtheilung des Kommunehospitales zu Kopenhagen. Privatanstalten, ausschliesslich zur Aufnahme von Irren berechnet, finden sich nicht. Anstalten für Idioten und Trinker sind in den unten folgenden Mittheilungen ausser Betracht gelassen. Besondere Anstalten für irre Verbrecher finden sich nicht.

In den oben erwähnten 13 Heil- und Pflege-Anstalten wurden am 1. Januar 1899 etwa 5500 Kranke behandelt. Die Gesammtzahl der Aerzte war 34.

In den ältesten Zeiten war die Fürsorge für die Geisteskranken den Verwandten ganz überlassen. Das Recht des Geschlechtes, sowohl mit Entmündigung als mit Einsperren einzugreifen, findet sich bereits im seeländischen Gesetze des Königs Erik (Kong Eriks Sjaellandske Lov), Mitte des 13. Jahrhunderts festgestellt. Erst unter dem König Christian IV finden wir eine Verordnung (vom Jahre 1632) über das Errichten eines Irrenhauses zum Verwahren von Geisteskranken — ohne Zweifel das erste Unternehmen seitens des Staates auf diesem Gebiete. Das Recht der Behörden, Geisteskranke in Verwahrung zu nehmen, wenn es ihre Verwandten nicht vermochten, wurde im dänischen Gesetze des Königs Christian V festgestellt, und um die Behörden instandzusetzen, dies in irgend einer zweckmässigen Weise zu thun, wurde es im Jahre 1709 befohlen, an jedem Haupt-Krankenhaus ein oder zwei Zimmer für Geisteskranke derartig einzurichten, „dass sie daraus nicht leicht entweichen können". Der Befehl musste oft wiederholt werden, und die ganze Veranstaltung hatte wohl wesentlich den Zweck, „zum Wohl der Nicht-Geisteskranken beizutragen dadurch, dass sie es ermöglichte, die Geisteskranken ohne allzu grosse oder jedenfalls ohne zu auffällige Kosten zu beseitigen". Noch zu Anfang des 19. Jahrhunderts befand sich im ganzen Dänemark nur eine wirkliche Irrenanstalt, das St. Hans-Hospital auf Bistrupgaard, das Geisteskranke aus Kopenhagen und heilbare Geisteskranke aus den Provinzen aufnahm; aber auch hier war der Zustand anfangs nicht befriedigend; der Inspector war Chef und konnte die Patienten in Zwangjacke legen, während der Arzt der Untergeordnete war. Nach und nach gewannen doch die Aerzte die berechtigte Alleingewalt auf dem ärztlichen Gebiete, und besonders nachdem Göricke im Jahre 1831 dirigierender Arzt geworden war, wurden in allen Beziehungen erhebliche Fortschritte gemacht. Etwa gleichzeitig wurde — namentlich von den Aerzten Hübertz und Selmer — eine mächtige, in einer somatischen Auffassung der Psychosen wurzelnde Bewegung erregt, um eine Umordnung des Irrenwesens im Ganzen ins Leben zu rufen. Doch erreichte man erst im Jahre 1852 das Eröffnen einer in der Nähe der Stadt Aarhus gelegenen Heil-Anstalt für Geisteskranke in Nordjütland, während die entsprechende Anstalt bei Vordingborg („Oringe") für Geisteskranke in den Inselstiften erst im Jahre 1857 in Gebrauch genommen wurde. Diese beiden Anstalten wurden beziehungsweise in den Jahren 1861 und 1871 mit Plätzen für unheilbare Patienten erweitert. Sie wurden aber schnell überbelegt, und um sie zu erleichtern, wurde im Jahre 1877 in Viborg eine Anstalt für unheilbare Geisteskranke eröffnet, die „in solchen Stumpfsinn niedergesunken waren, dass ihnen die äusseren Verhältnisse gleichgültig waren, wenn bloss ihre dringendsten Lebensbedürfnisse befriedigt wurden".

Ein vom Director Jensen (Oringe) im Jahre 1863 entworfener Plan zur Colonisierung von dazu geeigneten Geisteskranken an kleineren Landwirthschaften, deren Besitzer und Treiber an Irrenpflege gewöhnt waren, gewann allerdings sachverständige Anerkennung, gelangte aber nie zur Ausführung. Hingegen erreichten die Anstalten einige Erleichterung dadurch, dass die unheilbaren Geisteskranken seit dem Jahre 1879 ausgetrennt und in besonderen öffentlich unterstützten Anstalten untergebracht wurden. Eine erhebliche Erleichterung wurde aber erst erreicht, als im Jahre 1888 die Anstalt bei Middelfart eröffnet wurde. Indessen hatte man sich theils mit einer in ihren Folgen recht unglücklichen Ueberbelegung beholfen, theils wurde es den Provinz-Krankenhäusern aufgetragen, sich zur einstweiligen Aufnahme von akut Geisteskranken einzurichten, die es durchaus nothwendig war von der Heimath zu entfernen, bis in den Asylen Platz würde.

Die Anstalt bei Middelfart wurde im Jahre 1896 erweitert, und nachher haben die öffentlichen Irrenanstalten die folgende Anzahl von Plätzen:

Vordingborg . . .	240 M.,	240 Fr.	Insges.	480
Middelfart	350 „	350 „	„	700
Aarhus	270 „	270 „	„	540
Viborg	160 „	180 „	„	340
	1020 M.,	1040 Fr.	Insges.	2060

Diese Anzahl von Plätzen ist doch keineswegs hinlänglich; auch im Jahre 1896, da die Anstalt bei Middelfart erweitert worden war, musste man wegen Platzmangels 7,1 % abweisen. Ein im Jahre 1897 niedergesetzter Ausschuss hat deswegen auch beantragt, die Zahl von Plätzen bis auf 3000 zu erweitern und möglichst bald 300 Plätze zu verschaffen. Es wird zu dem Zwecke eine Umordnung der Anstalt von Viborg vorgeschlagen, so dass theils die Anzahl von Plätzen der dortigen Pflege-Anstalt vermehrt, theils ein Kurhaus aufgeführt werde. Diese Anstalt sollte denn — wie die bei Middelfart — eine „combinierte“ Anstalt werden, mit Heil- und

Pflege-Anstalt räumlich getrennt, während die Anstalten von Aarhus und von Vordingborg „gemischte“ Anstalten sind, in denen Heilbare und Unheilbare vereinigt untergebracht sind. An sämmtlichen Anstalten ist die Leitung — unter der Oberaufsicht des Justizministeriums — einer Verwaltung anvertraut, die an jeder Stelle aus dem dirigierenden Arzte als Vorstand und zwei anderen Männern besteht, von denen in der Regel einer ein örtlicher Civil-Beamter, der andere ein Privatmann ist.

Dasselbe Gesetz (vom 7. Mai 1884), das die Errichtung der Anstalt bei Middelfart verordnete, bestimmte zugleich die Umordnung der ökonomischen Verhältnisse sämmtlicher Anstalten, indem der Staat, der früher durch Vertheilung auf die verschiedenen Provinzen seine Ausgaben für das Irrenwesen zurückgezahlt bekommen hatte, von jetzt an selbst den Betrieb aller erwähnten Anstalten übernehmen sollte, so dass diese im eigentlichen Sinne Staatsanstalten wurden.

Eine Sonderstellung nimmt die Irren-Anstalt der Hauptstadt, das St. Hans-Hospital, ein. Die Anstalt wird gegen einen jährlichen Staatszuschuss ganz kommunal getrieben und nimmt in der Regel nur Kopenhagener auf. Auch vertritt die Gemeindeverwaltung den Standpunkt, dass kein in Kopenhagen einheimischer Irrer wegen Platzmangels abgewiesen werden dürfe. Um dies Princip durchführen zu können, ist man zu wiederholten Erweiterungen geschritten. So wurde im Jahre 1860 ein ganz neues Kurhaus in Gebrauch genommen, das später mit je einer Wachabtheilung auf jeder Geschlechtsseite erweitert worden ist, nach welcher Erweiterung es geregelten Belegraum (Zellen- und Krankenstuben nicht miteinbegriffen) für 74 Männer und 91 Frauen bietet; der Raum ist doch — besonders was die Frauenabtheilung betrifft — stets vollbelegt oder überfüllt. Was die Pflege-Anstalt betrifft, sind neue Gebäude in den Jahren 1869—72, 1879—81 und 1892—94 aufgeführt, wonach die geregelte Anzahl von Plätzen für Männer 418 und für Frauen 526 beträgt. Von sämmtlichen 1109 Plätzen des Hospitales waren am Ende des Jahres 1899 nur ganz wenige unbelegt, so dass auch hier eine Erweiterung bevorsteht. Wegen der erheblichen Entfernung (von etwa 4½ Meilen) des St. Hans-Hospitales von der Hauptstadt wird die 6. Abtheilung des Kommune-Hospitales*) als Aufnahmestelle für die akuten Fälle benutzt, und von hier geschieht bei weitem der grösste Theil des Zuganges; doch reiht die Abtheilung auch unmittelbar einen Theil von ihren Patienten aus.

Während die Leitung der öffentlichen Irren-Anstalten stets bei dem dirigierenden Arzte centralisirt gewesen ist, ist die Leitung des St. Hans-Hospitales zunächst dualistischer Art. Unter der Oberleitung, bis 1860, von der Verwaltung des Armenwesens, später vom Bürgermeister der 2. Abtheilung des Magistrats (dem Finanzbürgermeister) ist die locale Leitung zwischen den leitenden Arzt (den Director) und den Inspector vertheilt; der Director hat die ganze ärztliche, und der Inspector hat die wirthschaftliche Leitung. Was man auch von solchem Dualismus meinen wird, der ist es jedenfalls, der — in Verbindung mit der Trennung von Heilbaren (dem Kurhause) und Unheilbaren (der Pflege-Anstalt) — die Erweiterung des Hospitales bis auf mehr als 1100 Plätze ermöglicht hat und vielleicht die in der nächsten Zukunft erforderliche weitere Vergrösserung ermöglichen wird.

Es ist oben erwähnt, dass die grösseren Provinz-Krankenhäuser zur Aufnahme und einstweiligen Behandlung von einigen Geisteskranken eingerichtet sind; ausserdem werden einzelne solche in Armenhäusern verpflegt. Und endlich giebt es im Ganzen 7 kommunale Anstalten — von denen 6 auf der seeländischen Inselgruppe —, die eine grössere Anzahl von Geisteskranken zu fortdauernder Behandlung aufnehmen können: im Ganzen verfügen diese Anstalten über 213 Plätze für Männer und 228 Plätze für Frauen.

*) Diese Abtheilung, die die psychiatrische Klinik der Hauptstadt ist, muss insofern zu den Irrenanstalten von Dänemark mitgerechnet werden.

Aarhus.

Sindssygeanstalten ved Aarhus, die Irren-Anstalt bei Aarhus, ist eine öffentliche Anstalt. Sie ist etwa 5 km nördlich von der Stadt Aarhus in Jütland gelegen.

Aerzte: Director Professor Dr. Knud Pontoppidan, geb. 1853, angestellt 1898; Oberarzt: Thorbjörn Holm; 2 Assistenzärzte.

Die Anstalt wurde am 1. September 1852 eröffnet, war ursprünglich bloss für 130 heilbare Geisteskranke berechnet, erfuhr aber im Jahre 1861 eine Erweiterung von 270 für Unheilbare bestimmten Plätzen, und ist auch später mehrmals erweitert worden. In den Jahren 1887—1888 wurden neue Gebäude zur Aufnahme von Patienten, und im Jahre 1899 ein Gebäude für Wäscherei und Maschinenbetrieb angebaut.

Die Anstalt wird durch Gas beleuchtet, und theils durch Dampfheizung, theils durch gewöhnliche Oefen erwärmt. Ueber das Abfuhrsystem ist kein Aufschluss ertheilt.

Der erste Director der Anstalt war H. Selmer (geb. 1814, gest. 1879) in den Jahren 1852—1878. Ihm folgte Dr. Holm (geb. 1836, gest. 1899) 1878—1898

Bestand am 1. Jan. 1898:		216 M.,		280 Fr.		Insges.	496
Im Laufe des Jahres							
Aufgenommen . . .	„	73	„	65	„	„	138
Geheilt entlassen .	„	32	„	21	„	„	53
Gebessert, ungeheilt	„	32	„	43	„	„	75
Gestorben	„	13	„	12	„	„	25
Bestand am 1. Jan. 1899:		257	„	269	„	„	526
Im Laufe des Jahres							
Aufgenommen . . .	„	55	„	72	„	„	127
Geheilt entlassen .	„	26	„	30	„	„	56
Gebessert.	„	24	„	37	„	„	61
Ungeheilt	„	10	„	9	„	„	19
Gestorben	„	17	„	22	„	„	39
Bestand am 1. Jan. 1900:		235	„	243	„	„	478

Von Suiciden ist nichts mitgetheilt.

Ausführliche und sehr verdienstvolle Auskünfte über die Thätigkeit der Anstalt finden sich in einer Arbeit des Directors Dr. med. Selmer „Statistiske Meddelelser og Undersögelser fra Sindssygeanstalten ved Aarhus i dens förste 25 Aar“ („Statistische Mittheilungen und Untersuchungen von der Irren-Anstalt bei Aarhus in den ersten 25 Jahren ihrer Thätigkeit“). Kopenhagen 1879.

Holbaek.

Holbaek Amts Arbeids-, Tvangsarbeids- og Sindssygeanstalt (Das Arbeits- und Zwangsarbeitshaus und die Irren-Anstalt des Amtes von Holbäk). Oeffentlich unterstützte kommunale Pflege-Anstalt.

Arzt: Dr. med. Nicolay Flindt, geb. 3. Mai 1843.

Die Anstalt wurde nach Vorschlag des Amtmannes Bille erbaut und am 1. Januar 1890 eröffnet. Da die Irrenabtheilung nur ein Theil der ganzen Anlage ist, können die Kosten, was diese allein betrifft, nicht angegeben werden.

Die Anstalt hat Gasbeleuchtung, Warmluftcentralheizung und Tonnenabfuhr.

Bestand am 1. Jan. 1898:		32 M.,		41 Fr.		Insges.	73
Im Laufe des Jahres							
Aufgenommen . . .	„	10	„	1	„	„	11
Geheilt entlassen .	„	—	„	—	„	„	—
Gebessert, ungeheilt	„	5	„	1	„	„	6
Gestorben	„	2	„	2	„	„	4
Bestand am 1. Jan. 1899:		35	„	39	„	„	74

Kopenhagen.

Kommunehospitalets 6. Afdeling, — Die 6. Abtheilung des Kommune-Hospitales. Pavillon I.

Aerzte: Oberarzt Dr. med. Alexander Friedenreich, geb. 1. Juni 1849; II. Arzt Einar Brünniche, geb. 27. September 1866; drei Candidaten, die wechselweise verrichten.

Die Anstalt ist zur vorläufigen Aufnahme von Geisteskranken in Kopenhagen bestimmt und behandelt Alcoholisten und andere delirirende Patienten, an Krämpfen Leidende, und die meisten Selbstmordversuche. Bei der Aufführung des Hospitales im Jahre 1863 wurde der Pavillon I für Geisteskranke mit etwa 30 Plätzen eingerichtet. Die ärztliche Beaufsichtigung wurde wechselweise alle zwei Jahre von den zwei medicinischen Abtheilungen besorgt; aber im Jahre 1870 ging der Pavillon zu einer neuen gemischten 5. Abtheilung über, die im Jahre 1875 in zwei Abtheilungen aufgelöst wurde, von denen die 6. die Irrenabtheilung wurde, mit Professor Dr. C. G. Gædeken als Oberarzt. Im Jahre 1887 wurde die Abtheilung erweitert und umgebaut. Am 1. Januar 1888 wurde Professor Dr. K. B. Pontoppidan als dirigierender Arzt angestellt; er nahm am 1. Januar 1898 seine Entlassung, um zur Anstalt in Nordjütland überzusiedeln.

Die Anstalt wird durch warme Luft geheizt, durch Gas beleuchtet und hat Wasserclosette.

Nach seinem Zurücktreten gab Professor Pontoppidan eine Flugschrift heraus, „6. Afdelings Jammersminde" („Jammergedächtniss" der 6. Abtheilung), in welcher er gegen eine einige Jahre vorher angefangene Bewegung erwidert, die zunächst von einem Schlüsselroman einer in seiner Abtheilung behandelten Dame, und von einigen gerichtlichen Klagen anderer Patienten, ins Leben gerufen war. Die Flugschrift rief Repliken anderer Psychiatriker hervor.

Die Abtheilung hat 25 Betten für Männer und 27 für Frauen; die Plätze sind immer belegt. Wie viele Geisteskranke aufgenommen worden sind, lässt sich nicht aus den Mittheilungen sehen.

Mariager.

Es findet sich zu Mariager eine Anstalt, in der einzelne aus der Irren-Anstalt bei Aarhus entlassene, zu Aarhus einheimische, unheilbare Geisteskranke verpflegt werden können. Die Anstalt wird doch nicht als Irren-Anstalt im eigentlichen Sinne gerechnet.

Arzt: Dr. Th. Liebe.

Maribo.

Maribo Amts Sindssygeanstalt ved Saxköbing. — Die Irren-Anstalt des Amtes von Maribo, bei Saxköbing auf Laaland.

Arzt: Dr. Vilhelm Tetens Krohn, geb. 1837, angestellt 1. April 1890.

Die Anstalt ist im Jahre 1860 nach Vorschlag des späteren Ministers des Aeusseren, des Lehnsbarons O. D. Rosenörn-Lehn zu Guldborgland vom Amtsrathe von Maribo errichtet. Die Anlage und die späteren Erweiterungen haben einen Kostenaufwand von etwa kr. 200000 (etwa 225000 Mark) erfordert. Der erste Arzt der Anstalt vom 1. Mai 1866 bis 1. August 1871 war C. Hansen Lindegaard. Später waren Benjamin Olsen (vom 1. August 1871 bis 1. November 1874) und Justizrath A. Heyn (vom 1. November 1874 bis 1. April 1890) als Aerzte an der Anstalt thätig.

Die Anstalt hat Gasbeleuchtung; aber in der Nacht werden in den Corridoren und in den Gängen Oellaternen angewendet. Die Anstalt hat Centralheizung und Kübelsystem. Das Wasser muss in Wasserbehälter mit Dampf heraufgepumpt werden. Die Anstalt ist kommunaler Besitz, aber öffentlich unterstützt, und dient zunächst als Pflege-Anstalt für Unheilbare aus Oringe. — Im November 1896 gelang es einem Patienten mitten am Tage mit einer Scherbe seines Nachttopfes ein Loch in einen von den später, im Jahre 1898 abgeschafften Fayenceöfen zu kratzen. Obgleich die Oeffnung ganz fein war, und obgleich die Thür zum Corridor offen stand, und trotz der beständigen Aufsicht sickerte soviel Kohlendunst in den Raum heraus, dass der Patient starb. — Im Juni 1883 wurde ein sonst sehr beliebter Krankenpfleger, als er, ein Brett mit Essen tragend, in die Abtheilung hereintrat, von einem an paranoia hallucinatoria leidenden Patienten überfallen. Der Patient, der in der Tischlerwerkstatt zu arbeiten pflegte, hatte ein Stemmeisen mitgebracht, mit dem er dem Wärter eine sehr gefährliche, mehrere Zoll tiefe Wunde am Hals beibrachte. Der Patient wurde sehr erschüttert, als er sah, was er gethan hatte, und verlangte sogar Vergeltung in derselben Weise.

Bestand: Am 1. Jan. 1899:	65 M.,	69 Fr.	Insges.	134
Aufgenommen	„	21 „	25 „	„	46
Gestorben.	„	5 „	9 „	„	14
Gebessert entlassen .	„	9 „	7 „	„	16
Ungeheilt	„	3 „	2 „	„	5
Bestand: Am 1. Jan. 1900:	69 „	76 „	„	145

Keine Suicidia oder Unglücksfälle.

Middelfart.

Sindssygeanstalten ved Middelfart, — die Irren-Anstalt bei Middelfart ist eine öffentliche Heil- und Pflege-Anstalt, auf der Insel Fünen gelegen.

Aerzte: I. Director: Dr. med. Frederik Lange, geb. 10. November 1842, angestellt 30. Juni 1887; II. 1. Oberarzt: Agner Anthes Helveg, geb. 10. December 1858, angestellt 1. Juli 1888; III. 2. Oberarzt: Johannes Frederik Kruuse, geb. 26. Januar 1868, angestellt 1. Oktober 1890; IV. Arzt: Carl Olaf Thorsen, geb. 27. Mai 1870; V. Arzt: Christian Hansen, geb. 4. Juli 1876.

Die Anstalt wurde mit Bezugnahme auf das Gesetz vom 7. Mai 1884 errichtet und den 14. Juli 1888 in Gebrauch genommen. Die ursprünglichen Anlagekosten betrugen kr. 2491500 (etwa 2800000 Mark), und die Anstalt war damals für 160 Heilbare und 240 Unheilbare berechnet. In den Jahren 1894—95 wurde sie aber mit 300 Plätzen für unheilbare Geisteskranke erweitert, und gleichzeitig wurde ein neues Wasserwerk angelegt. Auf diese Weise sind die Kosten der Anlage auf kr. 3386400 (etwa 3809000 Mark) gestiegen. Die Anstalt wird durch Petroleumgas beleuchtet und durch Warmluftcanäle nach dem Caloriferesystem geheizt. Es werden Wasserclosette benutzt.

Bestand am 1. Jan. 1898:	287 M.,	315 Fr.	Insges.	602
Aufgenommen . . .	„	86 „	124 „	„	210
Geheilt entlassen .	„	29 „	55 „	„	84

Gebessert	1898:	18	M.	21	Fr.	Insges.	39
Ungeheilt	„	5	„	3	„	„	8
Gestorben	„	21	„	25	„	„	46
Suicidium	„	—	„	—	„	„	—
Bestand am 1. Jan.	1899:	300	„	335	„	„	635
Aufgenommen . . .	„	80	„	115	„	„	195
Geheilt entlassen .	„	32	„	49	„	„	81
Gebessert	„	13	„	23	„	„	36
Ungeheilt	„	4	„	5	„	„	9
Gestorben	„	24	„	27	„	„	51
Suicidium	„	—	„	1	„	„	1
Bestand am 1. Jan.	1900:	307	„	345	„	„	652

Ueber die Anstalt sind keine Arbeiten veröffentlicht; Mittheilungen wissenschaftlicher Art finden sich aber auf mehreren Stellen, namentlich in Dr. Lange's De vigtigste Sygdomsgrupper i kort Omrids (Die wichtigsten Krankheitsgruppen. Kurzer Abriss). Kopenhagen 1894.

Prästö.

Prästö Amts Sindssygeanstalt i Stege. — Die Irrenanstalt des Amtes von Prästö zu Stege. Kommunale Heil- und Pflege-Anstalt, auf der Insel Möen, südlich von Seeland gelegen. Adresse: Stege.

Director und Arzt: Kreisarzt („Distriktsläge") Julius Edvard Randböll, geb. 25. November 1843 (trat im Jahre 1880 an).

Die Anstalt wurde im Jahre 1851 nach Vorschlag des Amtes von Prästö errichtet und am 27. September desselben Jahres in Gebrauch genommen. Das Hauptgebäude rührt vom Jahre 1702 her und wurde früher als Zuchthaus und als Besserungsanstalt benutzt. Der Staat, der das Gebäude besass, überliess es dem Amte von Prästö, zuerst zur Miete, später vom Jahre 1883 an zum Besitz. Im Jahre 1872 brannte das Depot- und Wäschereigebäude ab, und wurde neu und zeitgemäss wiederaufgeführt. Im Jahre 1884 wurden nach Vorschlag des Doctors Randböll die Zellen umgebaut, die früher elend, schmutzig und unheimlich waren. In jüngster Zeit sind viele

Besserungen ausgeführt worden. Die Anstalt wird durch Gas beleuchtet, und benutzt Tonnenabfuhr. Die Zellengebäude werden durch Recks Centralheizungsvorrichtung, das Hauptgebäude wird durch Kachelöfen geheizt.

Die Anzahl ist eigentlich bloss für 66 unheilbare Geisteskranke von Prästö Amt berechnet, kann aber eine Anzahl von 8 heilbaren vorläufig aufnehmen, bis sie in einer öffentlichen Anstalt untergebracht werden können.

In der Anstalt sind im Ganzen nur 2 Suicidien vorgefallen.

Arzt der Anstalt von 1851 bis 1880 war Dr. Harald Vilhelm Mackeprang.

Bestand am 1. Jan. 1898:	24 M.,	39 Fr.	Insges.	63
Aufgenommen . . . . . „	9 „	6 „	„	15
Entlassen, geheilt . . . „	— „	— „	„	—
Gebessert und ungeheilt „	— „	3 „	„	3
Gestorben . . . . „	— „	3 „	„	3
Bestand am 1. Jan. 1899:	33 „	39 „	„	72

Die Jahresberichte des Arztes sind seit dem Jahre 1880 auf Kosten des Prästö Amtes gedruckt worden.

Man vergleiche Sundhedskollegiets Beretninger (die Berichte des Gesundheitsamtes) 1864, p. 440.

Roskilde.

Roskilde Amts Sygehus's Afdeling for Sindssyge. — Die Irrenabteilung des Krankenhauses vom Roskilde Amt. Städtische Irren- Heil- und Pflege-Anstalt der Stadt Roskilde, Seeland.

Post- und Telegraphadresse: Roskilde.

Aerzte: Director und Oberarzt: T. A. Schötz, geb. 1846. Reservearzt: C. Starup, geb. 1871.

Das Krankenhaus mit der damit vereinigten Irrenanstalt ist den 16. März 1855 auf Anregung des Amtsrathes errichtet. Die Irrenabtheilung wurde am 1. April 1857 mit Plätzen für 12 Männer und 6 Frauen eröffnet; wurde aber bereits im Jahre 1858 so weit erweitert, dass sie die doppelte Anzahl aufnehmen konnte. In den Jahren 1879—80 wurde die

Anstalt bis zu einer Aufnahmefähigkeit von 50 Kranken erweitert und erfuhr gleichzeitig erhebliche Besserungen.

Die Anstalt wird durch Gas beleuchtet und durch Centralheizung erwärmt. Sie benutzt Tonnenabfuhr.

Bestand am 1. Januar 1898:	28	M.,	16	Fr.	Insges.	44
Aufgenommen	„	7	„	10	„	„	17
Geheilt entlassen	„	2	„	4	„	„	6
Ungeheilt und gebessert	„	5	„	—	„	„	5
Gestorben	„	1	„	2	„	„	3
Selbstmord	„	—	„	—	„	„	—
Bestand am 1. Januar 1899:		27	„	20	„	„	47
Aufgenommen	„	—	„	—	„	„	14
Geheilt entlassen	„	—	„	—	„	„	5
Ungeheilt und gebessert	„	—	„	—	„	„	7
Gestorben	„	—	„	—	„	„	5
Bestand am 1. Januar 1900:		—	„	—	„	„	44

Eine kleine Festschrift erschien im Jahre 1882 anlässlich des 25jährigen Jubiläums der Anstalt.

St. Hans Hospital. Das St. Hans Hospital auf Bidstrup, in der Nähe der Stadt Roskilde, ist die kommunale Irren-Anstalt der Stadt Kopenhagen.

Postadresse: Roskilde.

Aerzte: I. Aerztl. Director: Professor Dr. Oscar Rohmell, geb. am 21. December 1845, angestellt 1892. II. 1. Oberarzt (Afdelingsläge): Johan Jörgen Frederik Meyer, geb. 29. Juni 1846. III. 2. Oberarzt: Thorvald Eibe, geb. den 18. April 1858. IV. Arzt: Orla Herman Krause, geboren den 3. November 1867. 3 Assistenzärzte.

Die Geschichte dieser Anstalt geht weit zurück. Man weiss nicht recht, ob sie ursprünglich im Anschluss an das alte, im Jahre 1368 ausser Kopenhagen verlegte und mit dem in der unmittelbaren Nähe der Stadt gelegenen Heiligen-Geistes-Hospital vereinigte St. Jörgens-Hospital errichtet wurde, oder ob es in dem im Jahre 1522 erbauten, schon damals St. Hans Hospital genannten „Pesthause“ eingerichtet worden ist. Sicher ist es, dass der König Christian IV (1588—1648) in diesem Hospitale 30 „Tollhäuser" („Daarekister") einrichten liess. Obgleich ein Wohlthäter *Claude Rosset* am 1. August 1766 dem Hospitale sein ganzes, bedeutendes Vermögen vermachte*), war der Zustand äusserst traurig, und nach vielen Erwägungen wurde ein Ausschuss niedergesetzt, um Besserungen vorzuschlagen. Nach Vorschlag dieses Ausschusses wurde durch königliche Resolution vom 19. Mai 1808 das Erbauen des jetzigen St. Hans Hospitales auf dem Gute Bidstrup in der Nähe von Roskilde beschlossen. Es wurde in den Jahren 1808—1811 fertiggestellt. Damals wurden auch Gebrechliche, Blinde, Blödsinnige und Fallsüchtige ins Asyl aufgenommen; derartige Kranke wurden erst im Jahre 1860 ausgeschieden. Das Asyl gehört unter den Magistrat von Kopenhagen, und der Bürgermeister ist Oberdirector der Anstalt. Die eigentliche Verwaltung der Anstalt wird vom Director besorgt. Das Asyl hat früher die folgenden Directoren gehabt: Johan Henrik Seidelin (1816—1831), Adolf Vilhelm Theodor Göricke (1831—1863), Valdemar Emmanuel Steenberg (1863—1892).

Von den ursprünglichen Gebäuden wird jetzt bloss ein kleiner Theil zur Verwaltung und zu Wohnungen benutzt. Das jetzige Kurhaus wurde in den Jahren 1855—1859 aufgeführt, im Jahre 1860 in Gebrauch genommen, und in den Jahren 1882 und 1888 mit Anbauten versehen. Die Pflege-Anstalt für Frauen wurde in den Jahren 1869—1872, die für Männer in den Jahren 1879—1881 und 1892—1894 aufgeführt. Ueber die Kosten der Anlage findet sich keine Angabe; aber die Gebäude sind für kr. 2651000 (etwa 2980000 Mk.) versichert. Die Anstalt wird durch Petroleumgas beleuchtet. Im Kurhause wird durch Kachelöfen geheizt; die Pflege-Anstalten haben Centralheizung. Die Männer-Abtheilung hat Wasserclosette; sonst wird Tonnensystem mit Torfmull benutzt. Die Anstalt hat mehrere Dampfküchen, Bäckerei, Maschinenwäscherei, Gaswerk, und mehrere Werkstätten.

*) Im Jahre 1866 wurde der Hundertjahrstag mit einem grossen Fest gefeiert. (Bibliothek for Läger (B. für Aerzte), R. XV, Bd. XV, S. 156.

Bestand am 1. Januar 1898:	442 M.,	584 Fr.	Insges.			1026
Im Verlaufe des Jahres						
Aufgenommen	122 „	139	„	„		261
Geheilt, entlassen	19 „	26	„	„		45
Gebessert, nicht geheilt . . .	32 „	46	„	„		78
Gestorben	42 „	47	„	„		89
Suiciden	1 „	—	„	„		1
Bestand am 1. Januar 1899	470 „	604	„	„		1074

Ausführliche und gute Aufschlüsse über die Anstalt finden sich in folgenden Arbeiten:

C. Jensen. Bidstrupgaards Helbredelses- og Pleie-Anstalt for Sindssvage. (Die Irren- Heil- und Pflege-Anstalt von Bidstrupgaard). Bibl. for Läger (B. für Aerzte) B. XI, 1844, S. 330 u. f.

C. A. Gad. St. Hans Hospital og Claude Rossets Stiftelse. Et Mindeskrift (Das St. Hans Hospital und die Stiftung von Claude Rosset. Eine Denkschrift). Kopenhagen 1866.

Tabelverk til Københavns Statistik. No. 5. Fortegnelse og Beskrivelse af Köbenhavns Kommunes faste Eiendomme (Tabellenwerk zur Statistik von Kopenhagen. No. 5. Verzeichnis und Beschreibung der Güter der Stadt Kopenhagen). 1880.

Dr. med. Valdemar Steenberg, professeur, et Henry Meyer, architecte. L'Hôpital de St. Hans, asile des aliénés de Copenhague. 1884.

Fremstilling af forskellige köbenhavnske kommunale Forhold (Darstellung verschiedener kommunalen Verhältnisse in Kopenhagen). An der Ausstellung zu Kopenhagen 1888. S. 66—74.

Københavns kommunale Forhold (Die kommunalen Verhältnisse von Kopenhagen). An der Ausstellung zu Stockholm 1897. S. 66—74.

In der „Bibliothek for Läger" (B. I. 1821. S. 215) findet sich eine kurze Mitteilung über den Bestand des Hospitales für das Jahr 1817. Später finden sich ähnliche Mitteilungen für die Jahre 1820—1823.

J. C. W. Wendt. Meddelelser om Anstalter for Afsindige i Tyskland og Danmark. Særskildt Aftryk af nyeste Skilderi (Mitteilungen über Irrenanstalten in Deutschland und Dänemark. Besonderer Abdruck vom neuesten Bilde). 1827. Kopenhagen. 8vo (man vergleiche Bibl. f. Läger 1828, S. 134).

Sorö.

Sorö Amts Sygehus. Das Krankenhaus des Amtes von Sorö. Kommunale Pflege-Anstalt.

Arzt: Schöning, geb. 1819, angestellt 1877.

Die Anstalt wurde im Jahre 1876 mit 36 Plätzen aufgeführt, erfuhr aber im Jahre 1886 eine Erweiterung von 8, und im Jahre 1892 eine Erweiterung von 6 Plätzen, so dass sie jetzt 50 Kranke aufnehmen kann. Die Anstalt wird durch Petroleumlampen beleuchtet und durch Oefen geheizt. Tonnenabfuhr wird benutzt. — Ein Selbstmord ist in der Anstalt vorgefallen; ein Patient erhängte sich angesichts der anderen Kranken im allgemeinen Versammlungssaal.

Bestand am 1. Januar 1898 34 Kranke, 1. Januar 1899 45 Kranke, 1. Januar 1900 50 Kranke.

Im Jahre 1899 wurden aufgenommen	6 M.,	7 Fr.,	Insges. 13
Geheilt entlassen	2 „	2 „	„ 4
Gebessert und ungeheilt	2 „	1 „	„ 3
Gestorben		1 „	„ 1
Bestand am 1. Januar 1900 . .	28 „	22 „	„ 50

Tikjöb.

Tikjöb kommunale Sindssygeanstalt. Kommunale Irren-Heil- und Pflege-Anstalt, nahe der Stadt Tikjöb im Amte von Frederiksborg, Seeland.

Post- und Telegraphenadresse: Tikjöb pr. Fredensborg.

Director und Arzt: Hans Peder Lillelund Meyn, geb. den 4. December 1844.

Die Anstalt, die hauptsächlich zur Aufnahme von unheilbaren Irren bestimmt ist und andere Geisteskranke nur vorläufig aufnimmt, bis sie in einer öffentlichen Anstalt untergebracht werden können, wurde von dem während der Jahre 1877—1878 verrichtenden Gemeinderate der Stadt Tikjöb gegründet und am 23. Juni 1877 eröffnet. Sie wurde ursprünglich in Gebäuden, die einen anderen Zweck gehabt hatten, eingerichtet und ist später zweimal erweitert worden. Die Anstalt bietet jetzt für 37 Kranke Platz. Sie wird durch Warmwasser-Centralheizung erwärmt, und durch Petroleumlampen beleuchtet. Sie benutzt Tonnensystem mit Torfmull.

Bestand am 1. Januar 1898	13 M.,	14 Fr.,	Insgesammt	27
Im Verlaufe des Jahres				
Aufgenommen	7 „	5 „	„	12
Geheilt entlassen	1 „	1 „	„	2
Gebessert oder nicht geheilt	1 „	2 „	„	3
Gestorben	2 „	3 „	„	5
Kein Selbstmord	— „	— „	„	—
Bestand am 1. Januar 1899	16 „	13 „	„	29

Ueber die Thätigkeit der Anstalt sind keine Arbeiten veröffentlicht.

Viborg.

Sindssygeanstalten i Viborg. Die Irren-Anstalt zu Viborg, Jütland.

Aerzte: Director und Oberarzt I: Dr. med. Fredrik Kristoffer Hallager, geboren 1849; Oberarzt II: Dr. med. Johann Heinrich Maria Christian Fehr, geboren 1859.

Mit Bezugnahme auf das Gesetz vom 7. Mai 1875 wurde die frühere Strafanstalt zu Viborg in eine Irren-Anstalt zur Aufnahme von 300 unheilbaren Irren umgebildet. Eine langwierige Polemik über das Zweckmässige dieser Umbildung findet sich in der Wochenschrift für Aerzte „Ugeskrift for Läger“ R. III, Bd. 17 und folg. Am 7. Mai 1875 wurden die ersten Kranken aufgenommen. Im Jahre 1881 wurde die Anstalt mit 15, und im Jahre 1885 mit 25 Plätzen erweitert. Die Zellen werden mit warmer Luft von Oefen im Keller geheizt, die übrigen Räume werden durch Fayenceöfen erwärmt. Die Anstalt wird durch Gas vom Gaswerke der Stadt beleuchtet. Tonnenabfuhr wird benutzt. Die Kosten der Anstalt — einschliesslich des Werthes der alten Gebäude — belaufen sich auf etwa kr. 800000 (etwa 900000 Mark). Eine Erweiterung mit einem Neubau ausserhalb der Stadt mit Platz für 360 Kranke (120 für neue Fälle) ist geplant.

Der erste Director und Oberarzt der Anstalt war Dr. med. Carl August Gad, der bis an seinen Tod den 8. Januar 1895 thätig war.

Bestand am 1. Jan.	1898:	160	M.,	180	Fr.	Insges.	340
Aufgenommen . . .	„	12	„	9	„	„	21
Geheilt, entlassen .	„	—	„	—	„	„	—
Gebessert	„	1	„	—	„	„	1
Gestorben	„	9	„	9	„	„	18
Bestand am 1. Jan.	1899:	162	„	180	„	„	342
Aufgenommen . . .	1899:	7	M.,	4	Fr.	Insges.	11
Geheilt, entlassen .	„	—	„	—	„	„	—
Gebessert	„	1	„	—	„	„	1
Gestorben	„	7	„	4	„	„	11
Bestand am 1. Jan.	1900:	161	„	180	„	„	341

Von der Anstalt her sind mehrere beachtenswerthe Arbeiten erschienen. Ueber die Anstalt sind aber keine Arbeiten veröffentlicht.

Vordingborg.

„**Oringe Hospital**“, Irren-Heil- und Pflege-Anstalt bei Vordingborg, Seeland. Oeffentliche Anstalt.

Aerzte: Director: Hans Kristian Saxtorph Helweg, geboren 1847, angestellt 1890; Oberarzt: Fredrik Alstrup Willerup, geboren 1854; Oberarzt: August Petersen; Assistenzarzt: Valdemar Schütte.

Die Anstalt wurde am 20. August 1853 nach Vorschlag der Regierung errichtet und im Jahre 1857 eröffnet. Sie wird durch Gas beleuchtet, und durch Fayenceöfen mit Kohlen geheizt. Die Closette haben Tonnensystem und Torfmull.

Der erste Director der Anstalt war P. Jensen 1857—1875. Ihm folgte Th. Fürste 1876—1890.

Bestand am 1. Jan.	1898:	239	M.,	245	Fr.	Insges.	484
Aufgenommen	„	60	„	55	„	„	115
Geheilt, entlassen	„	16	„	23	„	„	39
Gebessert und nicht geheilt	„	32	„	23	„	„	55
Nicht Irre	„	4	„	1	„	„	5
Gestorben	„	9	„	16	„	„	25
Suiciden	„	1	„	—	„	„	1

Bestand am 1. Jan.	1899:	238 M.,	237 Fr.,	Insges.	475
Geheilt, entlassen	„	26 „	33 „	„	59
Gebessert und nicht geheilt	„	12 „	22 „	„	34
Nicht Irre	„	6 „	— „	„	6
Gestorben	„	19 „	9 „	„	28
Bestand am 1. Jan.	1900:	237 „	244 „	„	481

Die nicht Irren sind Verbrecher die „zur Observation“, in die Anstalt eingeliefert worden sind.

Es sind keine Arbeiten über die Anstalt veröffentlicht. Von der Anstalt her sind aber mehrere Abhandlungen erschienen.

II.

Finnland.

Finnland mit einem Flächeninhalt von 373600 qkm und (1897) 2527800 Einwohnern (auf jeden Quadratkilometer kommen somit etwa 7 Einwohner), hat 10 öffentliche Irren-Anstalten (Lappvik, Fagernäs, Pitkäniemi, Sjählö, Kexholm und die Aufnahmeanstalten der Regierungsbezirkskrankenhäuser zu Abo, Mustasaari, St. Michel, Uleåborg und Viborg), 3 kommunale Anstalten (zu Helsingfors, zu Åbo, zu Viborg), 1 Privatanstalt zu Helsingfors, und eine Aufnahmeabteilung von 4 Plätzen am Allgemeinen Krankenhause zu Lovisa.

In diesen Anstalten wurden im Jahre 1899 etwa 1 103 Kranke verpflegt. Die Gesammtzahl der Aerzte war 18.

Die ersten Anstalten in Finnland, in denen geisteskranke Personen eine Zuflucht fanden, waren die sogenannten „Helgeandshusen" (Heiligen-Geistes-Häuser) und die Krankenhäuser (die Hospitäler). Die Zeit ihrer Entstehung reicht weit zurück. Bereits im Jahre 1396 wird des „Helgeandshus" zu *Abo* erwähnt; es wurde später mit dem Hospitale oder dem Armenhause desselben Ortes vereinigt; eine Schenkungsurkunde vom Jahre 1544 ist noch erhalten. Durch einen Brief des Königs Gustav II. Adolf vom 15. Juli 1619 wurde das noch fortbestehende Hospital von *Sjählö* gegründet. Im Jahre 1631 wurde auf Anregung des damaligen Generalgouverneurs von Finnland, des Grafen Pehr Brahe, das Hospital im Kirchspiele von *Kronoby* errichtet, — und im Jahre 1642 auf Initiative der Abgeordneten der Stadt Helsingfors am Reichstage desselben Jahres das Errichten des Hospitales in der Altstadt (*„Gammelstaden"*) bei *Helsingfors* beschlossen.

Diese Anstalten waren allerdings lediglich für die Verpflegung von Aussätzigen, Gebrechlichen und Armen bestimmt, begannen aber um die Mitte des siebzehnten Jahrhunderts, als zur Verwahrung von Geisteskranken besonders geeignet aufgefasst zu werden. Eine eigentliche Pflege wurde den Irren jedoch nicht zu Teil, und noch weniger war beim damaligen Standpunkte der Psychiatrie von einer ärztlichen Behandlung die Rede. Obgleich die Irren auf diese Weise sich selbst überlassen und nicht selten einer harten und rücksichtslosen Behandlung ausgesetzt waren, fanden doch diese Unglücklichen einen Schutz gegen die äusserste Not.

Im Hospitale von Kronoby wurden später auf Befehl des Landshöfdings (des Landvogtes) Grasse im Jahre 1687 besondere Räume zur Aufnahme von 7 Irren eingerichtet; kurz nachher wurde zu demselben Zwecke ein Neubau von 8 Räumen aufgeführt. Das Hospital von Sjählö wurde anderthalb Jahrhunderte zur Verpflegung von Aussätzigen benutzt und erst im Jahre 1771 in Folge des Abnehmens der Lepra zur Beherbergungs- und Verwahrungsstelle („hemvist eller förvaringsställe") für geisteskranke Personen ausersehen; denn „das Land begann von einer grösseren Anzahl von Thoren und Wahnsinnigen belästigt zu werden, die man nicht ohne Gefährdung der allgemeinen Sicherheit längere Zeit in privaten Häusern verwahren konnte". Zu Anfang des 19. Jahrhunderts konnte das Hospital von Kronoby 25, und das Hospital von Sjählö 40 Geisteskranke aufnehmen.

Nachdem im Jahre 1809 Finnland mit Russland vereinigt worden war, blieb das Irrenwesen unverändert bis an das Jahr 1841, wo durch das Eröffnen der ersten Irren-Heil- und Pflege-Anstalt des Landes auf *Lappviksudden* (nahe der Stadt Helsingfors) mit 90 Plätzen der erste Schritt gethan wurde, um den Irren des Landes eine ihrem Zustande entsprechende, zweckmässige Behandlung und Pflege zu gewähren. Gleichzeitig wurde indessen das Hospital von Kronoby aufgehoben, wogegen das Hospital von Sjählö in eine Verwahrungsanstalt verändert wurde. Die Anstalt war zur Aufnahme von 40 lebenslänglich eingesperrten und 6 auf einige Zeit eingelieferten Geisteskranken, deren Zustand keine Hoffnung auf Besserung darbot, berechnet. An jedem der Bezirkskrankenhäuser des Landes, zu *Åbo*, zu *Vasa*, zu *Uleåborg*, zu *Kuopio*, zu *Viborg*, zu *St. Michel* und zu *Tavastehus* wurden 4 Zellenräume für den Zweck eingerichtet, den Geisteskranken der betreffenden Bezirke Gelegenheit zu geben, eine Probekur von 2 Monaten durchzumachen, wonach sie — falls sich während dieser Zeit keine Besserung ihres Zustandes herausstellte — ins Kurhaus von Lappvik oder ins Hospital von Sjählö aufgenommen werden sollten. Eine besondere Verordnung, die am 4. Februar 1840 erlassen wurde, enthielt die ersten offiziellen Vorschriften bezüglich der Fürsorge für die Irren in Finnland.

Die somit vergrösserte Anzahl von Plätzen zur Aufnahme von Geisteskranken entsprach jedoch nicht lange dem stets steigenden Bedürfnis an Krankenpflege. Die Regierung des Landes setzte deswegen am 20. December 1859 einen Ausschuss mit dem Auftrage nieder, „einen Entwurf zur Verordnung über Versorgung und Behandlung von geisteskranken Personen und über Anstalten zur Verpflegung derselben" auszuarbeiten. Der Ausschuss stellte zwei alternative Vorschläge, die indessen nach Meinung der Regierung einen grösseren Kostenaufwand erfordert hätten, als die Staatseinkünfte zur Zeit zuliessen. Die Arbeit des Ausschusses führte also bis auf weiteres zu keinen wesentlichen Veränderungen der herrschenden Verhältnisse.

Das Bedürfniss einer umfassenderen öffentlichen Irrenversorgung trat jedoch Tag für Tag stärker auf und wurde von den Landtagen der Jahre 1863—1864, 1867 und 1872 in Behandlung genommen. Aus dieser Behandlung ergab sich, dass am 13. Mai 1873 wieder ein Ausschuss niedergesetzt wurde, mit dem Auftrage, nach genauer Prüfung der gegenseitigen Vorzüge und Nachteile der in anderen Ländern befolgten Systeme in der Irrenverpflegung, Vorschlag zur Umordnung des Irrenwesens im Lande zu stellen.

Nach dem Vorschlage dieses Ausschusses wurden später — für den Zweck, kürzlich erkrankte Irre in die Kur zu nehmen — kleinere, mit den Bezirkskrankenhäusern kombinierte Aufnahmeanstalten aufgeführt und im Jahre 1882 eröffnet. Die mit den Bezirkskrankenhäusern in *Åbo*, in *Viborg*, in *Nikolaistad* und in *Uleåborg* vereinigten Aufnahmeanstalten hatten je 20 Plätze: die mit dem Krankenhause zu *St. Michel* kombinierte Anstalt bot nur 12 Plätze. Gleichzeitig wurden die im Jahre 1841 an den Bezirkskrankenhäusern zur Aufnahme von Geisteskranken eingerichteten Räume eingezogen. Im Jahre 1881 wurde der Bau einer kombinierten Heil- und Pflege-Anstalt oder einer Centralanstalt mit 310 Plätzen auf *Fagernäs* oder „*Niuvanniemi hemman*“, in der Nähe der Stadt *Kuopio*, beschlossen; die Anstalt wurde am 1. Februar 1885 eröffnet. Eine andere, von demselben Ausschusse vorgeschlagene, mit der Anstalt von Fagernäs gleichgestellte, zur Aufnahme von 800 Kranken bestimmte Anstalt ist seit dem Jahre 1896 auf dem Kornettswohnort („kornettboställe“) *Pitkäniemi*, im Kirchspiele *Birkkala*, in der Nähe der Stadt *Tammerfors*, im Bau begriffen, und wird gegen das Ende des Jahres 1900, anfänglich zur Aufnahme von 355 Irren, eröffnet werden.

Im Jahre 1889 wurde ausserdem das Asyl von *Kexholm* mit 152 Plätzen eröffnet. Die Anstalt ist darauf berechnet, 61 Männer und 60 Frauen, die mit unheilbarer Geisteskrankheit behaftet sind, und 31 irre Verbrecher männlichen Geschlechtes aufzunehmen und zu verpflegen. Im *Allgemeinen Krankenhause* („Almänna Sjukhuset“) zu *Lovisa* wurden in demselben Jahre 4 Plätze für die erste Irrenpflege eingerichtet.

Die älteren Anstalten sind durch Anbaue und Veränderungen erweitert worden; so sind nunmehr in der Centralanstalt von *Lappvik* 130 Plätze und im Asyl von *Sjählö* 53 Plätze für Kranke eingerichtet. Die letztgenannte Anstalt ist lediglich für unheilbare oder mit Fallsucht behaftete Irre weiblichen Geschlechtes und für irre Verbrecher weiblichen Geschlechtes bestimmt.

Besondere, am häufigsten mit den Armenhäusern verbundene, Gemeinde-Irren-Pflege-Anstalten sind in den folgenden Stätten Finnlands errichtet: zu *Helsingfors*, die Irren-Anstalt von *Stengard* mit 74 und die Anstalt in den älteren Gebäuden des Armenhauses mit 41 Plätzen; zu *Åbo* die Irrenabteilung des städtischen Krankenhauses mit 30 und die Anstalt im Armenhause mit 19 Plätzen; zu *Viborg* die Irrenabteilung des städtischen Krankenhauses mit 29 Plätzen; und die mit den Armenhäusern vereinigten Anstalten zu *Björneborg* mit 20, zu *Tammerfors* mit 18, zu *Uleåborg* mit 8, zu *St. Michel* mit 6, zu *Borga*, *Lovisa*, *Ekenäs*, *Nådendal*, *Fredrikshamn*, *Villmanstrand*, *Kotka*, *Nikolaistad*, *Kristinestad*, *Gamlekarlaby*, *Jyväskylä*, *Heinola*, *Kuopio* und *Brahestad* mit je durchschnittlich 3 Plätzen. In 107 Armenhäusern auf dem Lande sind Zelleuräume (durchschnittlich 3 in jedem) zur Aufnahme von Geisteskranken eingerichtet worden.

Es giebt in Finnland nur eine Privatanstalt für Geisteskranke, nämlich die von Frau Lybeck im Jahre 1883 gegründete, nunmehr bis auf 40 Plätze erweiterte Irrenanstalt auf der Villa *Kamenio* bei Helsingfors.

Eine gemeinsame Gemeindeanstalt — mit 20 Plätzen — für die Kirchspiele von *Libelitz*, *Bräkylä* und *Kortesjärvi* sowie eine für *Kumo*, *Harjavalta* u. a. — mit 32 Plätzen — sind im Bau begriffen.

Mit dem Einrichten der neuen öffentlichen Anstalten machte sich das Bedürfnis einer neuen, den genehmigten Veränderungen in der Irrenpflege entsprechenden Verfassung geltend, und veranlasste das Niedersetzen eines neuen Ausschusses vom 15. Juni 1881. Auf Grund des Vorschlages dieses Ausschusses wurden später am 28. Mai 1889 die jetzt geltenden Bestimmungen über die Irrenpflege in Finnland erlassen. Die Hauptbestimmungen sind folgende:

Die öffentlichen Irren-Anstalten sind: 1. Centralanstalten mit oder ohne Asylabteilung (das Krankenhaus von *Lappvik* in der Stadt Helsingfors, die Anstalt von Fagernäs oder *Niuvanniemi* im Kirchspiele von Kuopio, und die Anstalt von *Pitkäniemi* im Kirchspiele von Birkkala. — kombinierte Heil- und Pflege-Anstalten), die bestimmt sind, sowohl kürzlich erkrankte als auch seit längerer Zeit leidende Patienten sowohl zur Behandlung als zur Verpflegung aufzunehmen: 2. Asyle (das Asyl von *Kexholm* und das Asyl von *Sjählö*), die als selbständige Krankenhäuser eingerichtet und für solche Irre bestimmt sind. die hauptsächlich bloss Pflege zu erfordern scheinen: 3. Aufnahme-Anstalten (*Åbo, Nikolaistad, Uleaborg, Kuopio, St. Michel* und *Lovisa*), an den allgemeinen Krankenhäusern des Staates eingerichtet. und vor allen Dingen für kürzlich erkrankte Irre des bebetreffenden Regierungsbezirkes bestimmt.

Die Oberaufsicht über die Irrenpflege kommt dem Gouverneur des Bezirkes und dem Obermedicinalamt zu, so dass diese Behörden die Befolgung der geltenden Vorschriften in den Anstalten überwachen. Das Obermedicinalamt sieht zu, dass die Irren sorgfältig und, insofern es möglich ist, ohne Anwenden von Zwangsmitteln verpflegt und behandelt werden: auch führt das Obermedicinalamt die Oberaufsicht über die wirtschaftliche Verwaltung der öffentlichen Anstalten. Die nähere Aufsicht liegt den Oberärzten der Anstalten ob.

Beim Einliefern eines Patienten in eine öffentliche Anstalt soll beobachtet werden, dass kein Kranker in die Anstalt aufgenommen werden darf, ohne dass die Geisteskrankheit desselben von einem beglaubigten, an der Anstalt nicht angestellten Arzte gehörig bescheinigt ist; auch müssen alle anderen vorgeschriebenen erforderlichen Akten mit Aufschlüssen über die Lebensverhältnisse des Patienten eingereicht werden. In offenbar dringenden Fällen braucht jedoch das Aufnehmen des Kranken nicht wegen Abwartens von vollständigen Zeugnissen aufgeschoben zu werden. Ist der Aufzunehmende nicht finnischer Mitbürger muss man auch schriftliche Genehmigung vom betreffenden Konsulate einholen. Angeklagte Verbrecher, die wegen Geisteskrankheit unzurechnungsfähig erklärt werden, oder Personen, deren Geisteszustand — zur Lösung gerichtsmedizinischer Fragen — näherer Untersuchung bedarf, dürfen nur nach Gutachten des Gerichtes oder einer anderen Behörde in einer öffentlichen Anstalt untergebracht werden.

Die in öffentliche Anstalt eingelieferten Patienten sollen, wenn sie gesund geworden sind, sogleich aus der Anstalt entlassen werden. Doch darf auch schon früher das Entlassen gestattet werden, wenn für die zuträgliche Verpflegung des Kranken ausserhalb der Anstalt gehörige Bürgschaft geleistet wird. Ueber das Entlassen von angeklagten, für unzurechnungsfähig erklärten Verbrechern — sowie auch von Straf- und Untersuchungsgefangenen, welche während der Zeit der Gefangenschaft in öffentliche Anstalten eingeliefert worden sind — kommt es in jedem besonderen Falle dem Obermedicinalamte zu, zu entscheiden.

Wenn eine Privatperson oder ein Verein eine Irren-Heil- oder Pflege-Anstalt einzurichten und zu unterhalten wünscht, hat sie an das Oekonomiedepartement des Senats Gesuch um Erlaubnis einzureichen. Dem Gesuche muss der vollständige Plan des Unternehmens und eine deutliche Beschreibung der Lage, des Gebiets und der Gebäude der bezweckten Anstalt beigelegt sein. Auch sollen, falls ein Verein ansucht, alle Aufschlüsse über die für denselben geltende Ordnung erteilt werden. Eine solche Anstalt darf nicht eröffnet werden, ehe sie auf Betrieb vom Obermedicinalamte besichtigt und genehmigt ist, und ehe Anmeldung über das Errichten derselben beim Gouverneur geschehen ist. Die Aufsicht über diese Anstalten kommt dem Gouverneur und dem Obermedicinalamte zu und wird nach denselben Grundsätzen geführt wie bei den öffentlichen Anstalten. Der Arzt einer solchen Anstalt wird mit Genehmigung des Obermedicinalamtes angestellt. Gesetzwidrigkeiten im Betriebe der Anstalt können auf Anmeldung des Obermedicinalamtes beim Oekonomiedepartement des Senats die Schliessung der Anstalt zur Folge haben.

Wenn eine Gemeinde ein Armenhaus aufführt oder eine andere, gleichartige, für Armenpflege bestimmte Anstalt einrichtet, sollen 3 Plätze — oder, wo es dessen bedarf, mehr — für mittellose Geisteskranke angeordnet werden.

Wenn jemand Zeichen einer Geisteskrankheit darbietet, liegt es dem Vormund oder der nächsten Umgebung des Kranken, —

oder wo es diese versäumen, dem Vorsteher der Gemeindeverwaltung oder der Polizeibehörde des Ortes ob, den Kranken unverzüglich vom Arzte untersuchen zu lassen' und die erforderlichen Anstalten eiligst zu treffen, um dem Kranken zweckmässige Pflege zu bereiten und denselben sich selbst und anderen unschädlich zu machen.

Falls eine Privatperson, ein Armenhaus, ein Arbeits- oder Pflegehaus oder eine gleichartige Anstalt Irre zur Verpflegung aufnimmt, soll Anmeldung darüber beim Pfarramte des Ortes geschehen, und liegt es dem Pfarramte ob, jährlich ein Verzeichniss über alle im Kirchspiele befindlichen Geisteskranken dem Bezirksarzte einzusenden.

Die nähere Aufsicht darüber, dass Geisteskranke, falls sie nicht in eine öffentliche Anstalt eingeliefert werden, sorgfältig, mit Milde, und wo möglich, ohne Anwenden von Zwangsmitteln verpflegt und behandelt werden, gehört auf dem Lande der Gemeindeverwaltung und in der Stadt dem Stadtarzte oder der Polizeibehörde, aber auch dem Arzte des Bezirkes.

Vom 21. Februar 1899 ist die Regierung des Landes berechtigt worden, einen Betrag von 60000 Mark (etwa 48600 Mk.) zur Unterstützung der Gemeinden, welche gemeinsame Irrenanstalten mit wenigstens 20 Plätzen einzurichten und zu unterhalten wünschen, anzuwenden. Die Beiträge werden auf jede Anstalt folgendermassen verteilt: 600 Mark (486 Mk.) Anlagekosten für jeden Krankenplatz, 150 Mark (etwa 120 Mk.) für Anschaffen von Inventar, und 150 Mark (etwa 120 Mk.) jährlich während einer bestimmten Zeit für jeden Krankenplatz. Diese Anstalten sind den geltenden Vorschriften über die Irrenpflege unterworfen und stehen zunächst unter der Aufsicht einer Direktion, zu welcher der Gouverneur des Regierungsbezirkes, das Obermedicinalamt und die am Errichten der Anstalt teilnehmenden Gemeinden je ein Mitglied wählen.

Fälle von unbefugtem Einsperren in die Irrenanstalten des Landes sind nicht vorgekommen.

Nach den an das Obermedicinalamt eingelieferten Berichten beliefen sich die Einwohnerzahl und die Anzahl der Geisteskranken des Landes auf folgende Ziffern:

In den Jahren	(Als Kinder krank geworden) Geistesschwache (Blödsinnige) und Idioten			(Als Erwachsene krank geworden) Geisteskranke (Irre) im eigentlichen Sinne			Gesammtanzahl von Geisteskranken			Einwohnerzahl		
	männl. Geschl	weibl. Geschl.	Ins-gesammt	Männer	Frauen	Ins-gesammt	männl. Geschl.	weibl. Geschl.	Ins-gesammt	männl. Geschl.	weibl. Geschl.	Ins-gesammt
1880	Es fehlen Angaben.						1312	1975	3287	1 008 243	1 052 539	2 060 782
1890	1432	1223	2655	1793	1499	3292	3225	2722	5947	1 171 541	1 208 599	2 380 140
1899	1511	1238	2749	2259	2022	4281	3770	3260	7030	1 281 420	1 311 444	2 592 864

Die Anzahl von Plätzen in den öffentlichen und in den übrigen, von den Gemeinden unterhaltenen, für die Pflege von Irren im eigentlichen Sinne bestimmten Anstalten beträgt zur Zeit 1471; es können 34,4 Prozent von den als Erwachsenen erkrankten Irren aufgenommen werden. Wenn man Blödsinnige und Idioten mitrechnet, die teilweise in den Armenhäusern des Landes und in den damit verbundenen Anstalten versorgt und verpflegt werden, kommen auf hundert von sämmtlichen Irren des Landes 25,4, die in Anstalten aufgenommen werden können.

An den öffentlichen Anstalten sind 10 selbständige Aerzte angestellt. Die ärztliche Beaufsichtigung an den öffentlichen Aufnahmeanstalten wird von den Unterärzten an den damit vereinigten Bezirkskrankenhäusern („Allmänna Sjukhus"), an dem Asyl von Själö aber künftig von dem teilweise öffentlich abgelohnten Gemeindearzte („kommunalläkare") des Kirchspieles Nagu besorgt. An den übrigen Anstalten ist die ärztliche Beaufsichtigung den betreffenden Provinzial-, Stadt- oder Bezirksärzten überlassen.

Aufschlüsse über das Irrenwesen in Finnland finden sich in den folgenden Arbeiten:

J. Tengström. Afhandling om presterliga tjenstgöringen och aflöningen i Åbo Erkestift (Abhandlung über die Dienstleistungen und die Ablohnung der Pfarrer im Erzstifte von Åbo). Åbo 1820 — 1822. II. B., S. 176; III. B. S. 39, 309.

F. J. Rabbe. Finlands Medicinalförfattningar (Die Medizinalverfassungen von Finnland). Helsingfors 1837. I. B. S. 603 u. folg.

—, Kort historisk framställning om sjukvårdsinrättningarne i Finland (Kurze geschichtliche Darstellung über die Krankenpflege-Einrichtungen in Finnland). Finska Läkaresällskapets handlingar (Schriften der Finnischen Aerztlichen Gesellschaft). Helsingfors 1841. I. B. S. 172 u. f., S. 458 u. f.

Th. Saelan. Förslag till förordning angående vården om sinnessjuka personer (Entwurf zur Verordnung über die Fürsorge für Geisteskranke). Finska Läkaresällskapets handlingar. Helsingfors 1885. XXVII. B. S. 16 u. folg.

L. W. Fagerlund. Finlands Leprosorier. Helsingfors 1886.

L. W. Fagerlund, Hospitalet på Gloskär (das Hospital von Gloskär). Skrifter utgifna af finska läkaresällskapet vid dess femtio års fest

(Schriften von der finnischen ärztlichen Gesellschaft zu deren fünfzigjähriger Feier herausgegeben). Helsingfors 1885.

Otto E. A. Hjelt. Finlands Medicinalförvaltning (die Medizinalverwaltung von Finnland). Helsingfors 1882. S. 6—16.

—, Svenska och Finska Medicinalverkets historia 1663—1812 (Die Geschichte des Schwedischen und des Finnischen Gesundheitswesens in den Jahren 1663—1812). Helsingfors 1891—1893. III. B., S. 76 u. folg.

Emil Hongberg. Care of the Insane in Finland. American Journal of Insanity. Utica, N. Y. 1894; im Hefte des Januar.

Alexander von Collan. Finlands Medicinalförfatningar (Die Medizinalverfassungen von Finnland). Helsingfors 1888—1899.

Karl Bergstedt. Medicinalväsendet i Finland (Das Gesundheitswesen von Finnland). Kuopio 1895. S. 161—217.

Medicinalstyrelsens årsberättelser för åren 1854—1867 (die Jahresberichte des Medizinalamtes für die Jahre 1854—1867), in „Finska Läkaresällskapets handlingar“ Bd. VI—X aufgenommen. Helsingfors 1856—1869.

Medicinalstyrelsens årsberättelser för åren 1868—1897 (die Jahresberichte des Medizinalamtes für die Jahre 1868—1897), in „Bidrag till Finlands officiela statistik“ (Beiträge zur offiziellen Statistik Finnlands) aufgenommen. XI. Medicinalverket. Ny följd. 12. (das Gesundheitswesen. Neue Folge 12.)

Regierungsbezirk Nyland.

1. Lappviks centralanstalt för sinnessjuka. Die Irren-Centralanstalt von Lappvik. Oeffentliche Anstalt und psychiatrische Klinik bei Helsingfors.

Aerzte: Director Anders Thiodolf Saelan, Professor der Psychiatrie. Unterarzt: Docent Jarl Hagelstam.

Die Anstalt wurde auf Vorschlag und nach Plänen des Gesundheitsamtes Finnlands in den Jahren 1840—41 aufgeführt und am 1. Juli 1841 eröffnet. Die Unkosten betrugen 494917 finnische Mark (etwa 400000 Mk.). Die Anstalt hatte ursprünglich 90 Bettstellen, wurde aber im Jahre 1877 und mehrmals später erweitert, so dass sie jetzt 130 Kranke aufnehmen kann.

Die Anstalt wird durch Petroleumlampen erleuchtet und mit Holz in Oefen geheizt. Es werden Wasserklosette benutzt.

Der erste Arzt der Anstalt war Professor Leonhard Fahlander, geb. 9. Juli 1807, gest. 24. Oktober 1870. Ihm folgte im Jahre 1868 Dr. Saelan.

Bestand am 1. Jan. 1898:	69	M.,	61	Fr.	Insges.	130
Aufgenommen . . . „	27	„	34	„	„	61
Geheilt entlassen . . „	6	„	16	„	„	22
Ungeheilt, gebessert „	15	„	21	„	„	36
Gestorben . . . . . „	8	„	3	„	„	11
Bestand am 1. Jan. 1899:	67	„	55	„	„	122

Den 29. November 1895 brannte die Thorwache teilweise nieder; sonst ist keine Feuersbrunst in der Anstalt vorgefallen. Im Sommer 1866 wurde ein Wärter von einem Kriminalpatienten, der an der Arbeit in freier Luft teilnahm, mit Messer überfallen. Die Wunde war nicht gefährlich, aber einige Zeit darauf wurde der Wärter unheilbar geisteskrank. Den 21. Mai 1871 fand ein periodischer Melancholiker, der sich anscheinend im lichten Intervall befand, Gelegenheit, sich, obgleich der Wärter in der Nähe war, zum Fenster hinauszuwerfen, mit der Folge, dass er Tags darauf wegen schwerer Blutungen in der Pleura starb.

Jahresberichte werden in den Jahresberichten des Medicinalamtes gedruckt.

2. Lovisa allmänna sjukhus. Das Allgemeine Krankenhaus in Lovisa hat 4 Plätze für Irre; diese Plätze werden doch nicht als eine besondere Abteilung oder Anstalt gerechnet.

3. Vårdanstalten för sinnessjuka vid Helsingfors stads arbets- og fattiggård. Die Irren-Pflege-Anstalt am Arbeits- und Armenhause der Stadt Helsingfors. Kommunale Anstalt für unbemittelte Geisteskranke.

Arzt: Docent Jarl Hagelstam.

Die Anstalt wurde in den Jahren 1893—94 erbaut und war ursprünglich zur ausschliesslichen Aufnahme von unheilbaren Irren bestimmt, man ist aber allmählich auch zur Aufnahme von heilbaren übergegangen. Die ersten Kranken wurden im November und im December 1894 aus einem anderen, älteren Gebäude übergeführt. Die Kosten der Anstalt haben sich auf 200000 finnische Mark (etwa 160000 Mk.) belaufen.

Die Anstalt wird durch Petroleumlampen erleuchtet und durch Kachelöfen erwärmt. Tonnensystem.

Der erste Arzt der Anstalt war der Docent der Psychiatrie an der Universität zu Helsingfors, Dr. Emil Hongberg (vom 25. Oktober 1894 bis 1. September 1899).

Jahresberichte über die Thätigkeit der Anstalt werden in den Jahresberichten des Gesundheitsrates der Stadt Helsingfors (Helsingfors hälsovårdnämds årsberättelser) veröffentlicht.

		M.		Fr.		Insges.
Bestand am 1. Jan. 1898:		38 M.,		33 Fr.	Insges.	71
Aufgenommen . . .	„	10	„	28 „	„	38
Geheilt entlassen . .	„	3	„	5 „	„	8
Gebessert, ungeheilt	„	7	„	22 „	„	29
Gestorben	„	1	„	2 „	„	3
Bestand am 1. Jan. 1899:		37	„	32 „	„	69

4. Läkaren Lybecks privata sjukhus för nerv- och sinnessjuka i Helsingfors. Arzt Lybecks Privatanstalt für Nerven- und Geisteskranke zu Helsingfors.

Die Anstalt wurde im Jahre 1883 von der verwitweten Frau Lybeck gegründet, und war zur Aufnahme von 4 Kranken weiblichen Geschlechtes berechnet. Lokal wurde gemietet. Im Jahre 1887 konnten schon 7 Kranke aufgenommen werden, und da der Frau Lybeck in demselben Jahre vom Staate ein jährlicher Beitrag von 5000 Mark bewilligt wurde, konnte die Anstalt auch mit 7 Plätzen für Männer erweitert werden. Im Jahre 1890 wurde der Staatsbeitrag auf 10000 finnische Mark (etwa 8000 Mk.) jährlich für die 10 nächsten Jahre erhöht, und da Frau Lybeck ausserdem eine grössere Anleihe vom Staate erhielt, konnte sie zum Aufführen eigener Gebäude schreiten. Die neue Anstalt wurde im Jahre 1893 mit 30 Betten eröffnet. Die Gebäude und das Inventar kosteten 205000 finnische Mark (etwa 166000 Mk.).

Die Anstalt wird durch Petroleumlampen erleuchtet und durch Oefen erwärmt. Tonnensystem.

Seit dem Jahre 1897 ist Arzt E. W. Lybeck, der Sohn der vorigen Besitzerin, Direktor und Besitzer der Anstalt.

Im Jahre 1899 wurde die Anstalt noch mit 7 Plätzen für Rekonvalescenten und Nervenkranke erweitert.

In den beiden letzten Jahren sind Kursus für die Krankenpfleger gehalten worden.

Es sind keine Publikationen über die Anstalt erschienen.

Bestand am 1. Jan. 1898:		13 M.,	18 Fr.	Insges.	31
Aufgenommen . . .	„	48 „	50 „	„	98
Geheilt entlassen . .	„	14 „	18 „	„	32
Gebessert, ungeheilt	„	26 „	27 „	„	53
Gestorben	„	6 „	2 „	„	8
Suiciden	„	1 „	— „	„	1
Bestand am 1. Jan. 1899:		15 „	21 „	„	36

Regierungsbezirk Åbo und Björneborg.

1. Sjählö asyl. Das Asyl von Sjählö, öffentliche Anstalt, vorzugsweise zur Pflege-Anstalt bestimmt, auf einer Insel im Kirchspiele Nagu, im Regierungsbezirke Åbo (Åbo län) gelegen.

Arzt: Arthur Gabriel Dahl.

Im Jahre 1619 wurde vom Könige Gustav II. Adolph ein Patent ausgefertigt, durch welches eine Anstalt für Aussätzige und mit anderen ansteckenden Krankheiten Behaftete auf Sjählö errichtet wurde. Nach und nach wurden auch andere Kranke, darunter Geisteskranke, und nach dem Tode des letzten Aussätzigen im Jahre 1785 ausschliesslich Geisteskranke in die Anstalt aufgenommen. Die Anstalt war unter der Aufsicht des Seraphimer Ordens, bis im Jahre 1809 Finnland von Schweden getrennt wurde. Durch Kaiserliche Verordnung vom 4. Februar 1840 wurde das Asyl in eine zur ausschliesslichen Aufnahme von unheilbaren Irren bestimmte Pflege-Anstalt verwandelt. Im Jahre 1809 konnte die Anstalt 43, im Jahre 1840 46, und im Jahre 1847 67 Kranke beiderlei Geschlechtes aufnehmen. Im Jahre 1887 wurden alle männlichen Kranken nach Kexholm übergeführt, mit Ausnahme von 10 Patienten, die kolonial (nach dem Systeme Gheel) verpflegt werden. Es werden nunmehr lediglich Kranke weiblichen Geschlechtes in einer Anzahl von 53 aufgenommen. Eine 84jährige Frau, die in der Anstalt starb, war beinahe 50 Jahre da gewesen, eine andere ist da schon 53 Jahre interniert. — Die Anstalt wird durch Stearinkerzen und Petroleumlampen erleuchtet und durch Kachelöfen erwärmt. Tonnensystem.

Die Anstalt hat keinen eigenen Arzt. Die ärztliche Beaufsichtigung ist früher vom Provinzialarzte des Bezirkes Rimito besorgt worden, wurde aber laut Kaiserlicher Verordnung vom Oktober 1899 an vom Gemeindearzte des Kirchspieles Nagu übernommen. Die Anstalt wird in offiziellen Urkunden auf 262000 finnische Mark (etwa 212000 Mark) geschätzt. Den 25. August 1746 brannte die Irrenanstalt mit 12 Zimmern und mehrere andere Häuser ab.

Litteratur: L. V. Fagerlund. Finlands leprosorier I. Helsingfors 1886.

Bestand am 1. Jan. 1898:	— M.,	51 Fr.	Insges.	51
Aufgenommen . . . „	— „	8 „	„	8
Geheilt entlassen . . „	— „	— „	„	—
Ungeheilt, gebessert „	— „	— „	„	—
Gestorben . . . . . . „	— „	6 „	„	6
Bestand am 1. Jan. 1899:	— „	53 „	„	53

2. Upptagningsanstalten vid länesjukhuset i Åbo. Die Aufnahme-Anstalt des Bezirkskrankenhauses zu Åbo. Oeffentliche Anstalt.

Arzt: Karl Viking Nyberg, Unterarzt am Regierungsbezirks-Krankenhause in Åbo.

Die Anstalt wurde, nach Beschluss der Stände des Landes im Jahre 1872, in den Jahren 1880—81 erbaut und im Herbst 1882 eröffnet. Die Anlagekosten betrugen etwa 90000 finnische Mark (etwa 72900 Mark). Die Anstalt wird durch Petroleumlampen erleuchtet, durch Kachelöfen erwärmt. Tonnensystem.

Ein Fall von Feuersbrunst ist eingetroffen. Die Wärter sind mehrmals überfallen worden, aber ohne schwere Folgen.

Jahresberichte über die Thätigkeit der Anstalt sind in den Jahresberichten des Medizinalamtes zu finden.

Bestand am 1. Jan. 1898:	10 M.,	8 Fr.	Insges.	18
Aufgenommen . . . „	28 „	33 „	„	61
Geheilt entlassen . . „	14 „	12 „	„	26
Gebessert, ungeheilt „	16 „	17 „	„	33
Gestorben . . . . . . „	2 „	3 „	„	5
Bestand am 1. Jan. 1899:	6 „	9 „	„	15

3. Afdelningen för sinnessjuka vid Abo stads sjukhus. Die Irrenabteilung des städtischen Krankenhauses zu Åbo. Kommunalanstalt.

Arzt: Karl Otto Wilhelm Stadius.

Die Anstalt wurde im September 1892 auf Vorschlag des später verstorbenen Stadtarztes K. K. Kynberg errichtet. Die Anlagekosten betrugen etwa 80000 finnische Mark (etwa 64500 Mark). Die Anstalt wird durch Petroleumlampen erleuchtet und durch Kachelöfen erwärmt. Tonnensystem.

Bestand am 1. Jan. 1898:	16 M.,	12 Fr.	Insges.	28
Aufgenommen . . . „	5 „	7 „	„	12
Geheilt entlassen . . „	1 „	— „	„	1
Gebessert, ungeheilt „	3 „	7 „	„	10
Gestorben . . . . . . „	— „	— „	„	—
Bestand am 1. Jan. 1899:	17 „	12 „	„	29

Regierungsbezirk Wiborg.

1. **Kexholm Asyl**, das Asyl von Kexholm, nahe der Stadt Kexholm, am Ladogasee gelegen. Das Asyl hat eine Abteilung für irre Verbrecher, mit 30 Betten.

Arzt: Gustaf Winquist.

Die Anstalt ist in einer alten Festung eingerichtet, deren Geschichte bis in das 13. Jahrhundert zurückgeht. Im Jahre 1293 wurde die Festung, die damals den Russen gehörte, von Torkel Knutson erobert, wurde aber kurz nachher von den Russen wiedererobert. Im Jahre 1580 wurde sie von Pontus de la Gardie eingenommen und war darauf schwedisch bis an das Jahr 1710, da sie vom Zar Peter erobert wurde.

Die Anstalt, die eine neu aufgeführte Kriminalabteilung

hat, wurde am 3. August 1889 eröffnet und wird auf etwa 290000 finnische Mark (etwa 235000 Mk.) geschätzt.

Die Anstalt wird durch Petroleumlampen erleuchtet und durch Kachelöfen erwärmt. Tonnensystem.

Im Jahre 1894 wurde ein Patient von einem dementen Gefangenen ermordet. Der Mörder schlug ihn mit einer Säge in den Kopf und sägte ihm darauf den Kopf ab.

Bestand am 1. Jan. 1898:		98 M.,		39 Fr.		Insges.	137
Aufgenommen . . .	„	5	„	14	„	„	19
Geheilt entlassen . .	„	2	„	—	„	„	2
Gebessert, ungeheilt	„	2	„	1	„	„	3
Gestorben	„	2	„	—	„	„	2
Bestand am 1. Jan. 1899:		97	„	52	„	„	149

2. Upptagningsanstalten vid länesjukhuset i Viborg. Die Aufnahme-Anstalt am Bezirkskrankenhause in Viborg.

Arzt: Algot Fredrik von Fiandt, Unterarzt am Krankenhause.

Die Anstalt wurde in den Jahren 1880—1881 erbaut und im Jahre 1882 eröffnet. Sie hat 89300 finnische Mark (etwa 72000 Mk.) gekostet.

Die Anstalt wird durch Petroleumlampen erleuchtet und durch Kachelöfen geheizt. Tonnensystem.

Bestand am 1. Jan. 1898:		9 M.,		7 Fr.		Insges.	16
Aufgenommen . . .	„	35	„	34	„	„	69
Geheilt entlassen . .	„	20	„	10	„	„	30
Ungeheilt, gebessert	„	14	„	22	„	„	36
Gestorben	„	—	„	1	„	„	1
Bestand am 1. Jan. 1899:		10	„	8	„	„	18

3. Afdelningen för sinnessjuka vid Viborgsstads kommunala sjukhus. Die Irrenabteilung des kommunalen Krankenhauses der Stadt Viborg.

Arzt: Magnus Gadd.

Die Anstalt wurde im Januar 1895 eröffnet. Die Unkosten betrugen 90000 finnische Mark (etwa 72300 Mk.).

Die Anstalt wird durch Petroleumlampen erleuchtet und mit Holz geheizt. Sie hat portative Klosette.

Bestand am 1. Jan. 1898:	15 M.,	16 Fr.	Insges.	31
Aufgenommen . . . „	6 „	4 „	„	10
Bestand am 1. Jan. 1899:	15 „	15 „	„	30

Regierungsbezirk Tavastehus.

Pitkäniemi kur - och vårdanstalt för sinnessjuka. Die Irren-Heil- und Pflege-Anstalt von Pitkäniemi, im Kirchspiele Birkkala, im Regierungsbezirke Tavastehus (Tavastehus län), ist die neueste Staatsanstalt in Finnland, im Jahre 1900 eröffnet.

Aerzte: Emil Hongberg, Oberarzt; Sigfrid Wilhelm Liljeblom, Beitretender Oberarzt; Werner Akates Brehmer, I. Unterarzt; Gustaf Emil Tobias Sandell, II. Unterarzt.

Das Errichten der Anstalt wurde schon im Jahre 1877 in Frage gesetzt, aber erst nachdem der Professor Dr. Saelan und der Architekt S. M. Scherfbech im Jahre 1892 eine Reise ins Ausland unternommen hatten, wurde das Erbauen nach den entworfenen Plänen beschlossen. Die Unkosten belaufen sich auf etwa $2^1/_2$ Millionen finnische Mark (2 Millionen Mk.). Die Anstalt hat elektrische Beleuchtung, Centralheizung, Torfmullklosette. Sie hat 355 Plätze.

Regierungsbezirk St. Michel.

Upptagningsanstalten vid länesjukhuset i St. Michels stad. Die Aufnahme-Anstalt an dem Bezirkskrankenhause in St. Michels stad.

Arzt: Ernst August Hillbom, Oberarzt am Bezirkskrankenhause in St. Michel.

Die Anstalt wurde im Jahre 1880 errichtet und den 1. December 1882 eröffnet. Die Anlagekosten betrugen 43000 finnische Mark (etwa 35000 Mk.). Die Anstalt wird durch Petroleumlampen erleuchtet und durch Kachelöfen erwärmt. Es werden Luftklosette und teilweise Tonnenabfuhr angewendet.

Es sind keine Publikationen erschienen.

Bestand am 1. Jan. 1898:	3 M.,	6 Fr.	Insges.	9
Aufgenommen . . . „	11 „	11 „	„	22
Geheilt entlassen . . „	3 „	5 „	„	8
Ungeheilt, gebessert „	4 „	8 „	„	12
Gestorben . . . . . . „	1 „	— „	„	1
Bestand am 1. Jan. 1899:	6 „	4 „	„	10

Regierungsbezirk Vasa.

Upptagningsanstalten vid länesjukhuset i Mustasaari socken. Die Aufnahme-Anstalt an dem Bezirkskrankenhause im Kirchspiele Mustasaari, 6 km von Nikolaistad entfernt, im Regierungsbezirke Wasa (Wasa län) gelegen.

Arzt: Onni Fredrik Tavaststjerna, Unterarzt am Bezirkskrankenhause in Mustasaari.

Die Anstalt wurde im Jahre 1882 eröffnet. Die Kosten haben sich auf 110000 finnische Mark (etwa 89000 Mk.) belaufen. Die Anstalt wird durch Petroleumlampen erleuchtet und durch Kachelöfen erwärmt.

Jahresberichte in den Jahresberichten des Medicinalamtes (Medicinalstyrelsens årsberättelser).

Bestand am 1. Jan. 1898:	10 M.,	8 Fr.	Insges.	18
Aufgenommen . . . „	29 „	25 „	„	54
Geheilt entlassen . . „	7 „	7 „	„	14
Ungeheilt, gebessert „	22 „	17 „	„	39
Gestorben . . . . . . „	1 „	— „	„	1
Bestand am 1. Jan. 1899:	9 „	9 „	„	18

Regierungsbezirk Kuopio.

Fagernäs centralanstalt för sinnessjuka. Die Irren-Centralanstalt von Fagernäs in Kuopio, Finnland.

Aerzte: Albert Björkmann, Oberarzt; Emil Arthur Lindroth, I. Unterarzt; Ernst Arnold Therman, II. Unterarzt.

Die Anstalt wurde in den Jahren 1883—84 nach Zeichnung des Architekten Wilenius aufgeführt, im Jahre 1885 eröffnet und in den Jahren 1893—94 erweitert. Die Gesammtkosten der Anlage betrugen 1625000 finnische Mark (etwa 1300000 Mk.).

Die Anstalt wird durch Kerzen und Petroleumlampen erleuchtet. Tonnensystem.

Der erste Arzt der Anstalt Dr. Axel Hårdh hat in der Allg. Zeitschr. für Psychiatrie, Bd. 52, eine Beschreibung über die Anstalt veröffentlicht.

Ein Bericht auf Deutsch ist zu Kuopio gedruckt.

Aus einer ausführlichen Statistik geht hervor, dass in den Jahren 1885—1898 1922 Irre in der Anstalt behandelt wurden, von denen 702 als geheilt entlassen wurden. Durchschnittlich wurden 36,5 pCt. geheilt entlassen, von denen die meisten Frauen waren. Von den Kranken, die während der ersten 3 Monate der Krankheit aufgenommen wurden, wurden 64 pCt. geheilt; die Krankheitsdauer von 3—12 Monaten vor der Aufnahme gab ein Heilprocent von 37,1; von den Patienten, die 1 Jahr vor der Aufnahme krank gewesen waren, wurden bloss 7,4 pCt. geheilt.

		M.		Fr.		Insges.
Bestand am 1. Jan. 1898:		186 M.,		122 Fr.	Insges.	308
Aufgenommen . . .	„	55	„	48 „	„	103
Geheilt entlassen . .	„	16	„	14 „	„	30
Gebessert, ungeheilt	„	28	„	36 „	„	64
Gestorben	„	9	„	6 „	„	15
Bestand am 1. Jan. 1899:		188	„	114 „	„	302

Regierungsbezirk Uleåborg.

Upptagningsanstalten vid länesjukhuset i Uleåborg. Die Aufnahme-Anstalt an dem Bezirkskrankenhause in Uleåborg.

Arzt: Matts Edvard Pruntsi, Unterarzt am Bezirkskrankenhause in Uleåborg.

Die Anstalt wurde im Jahre 1882 eröffnet; das Erbauen der Anstalt war im Jahre 1880 begonnen. Die Kosten betrugen 91200 finnische Mark (etwa 74000 Mk.).

Die Anstalt wird durch Petroleumlampen erleuchtet und durch Kachelöfen erwärmt.

Berichte werden in den Jahresberichten des Medicinalamtes (Medicinalstyrelsens årsberättelser) veröffentlicht.

Bestand am 1. Jan. 1898:	6 M.,	8 Fr.	Insges.	14
Aufgenommen . . .	„ 25	„ 16	„	„ 41
Geheilt entlassen . .	„ 11	„ 10	„	„ 21
Gebessert, ungeheilt	„ 9	„ 4	„	„ 13
Gestorben	„ 1	„ 2	„	„ 3
Suiciden	„ 1	„ —	„	„ 1
Bestand am 1. Jan. 1899:	10	„ 8	„	„ 18

III.

Norwegen.

Die ältesten sicheren Auskünfte über die Behandlung von Geisteskranken in Norwegen rühren von der ersten Hälfte des 18. Jahrhunderts her. Um diese Zeit wurde in Christianssand (im südlichen Norwegen) ein Gebäude für den Zweck eingerichtet, ausschliesslich Geisteskranke zu beherbergen, — die erste Anstalt dieser Art im Lande. Durch ein königliches Reskript vom 14. Juli 1736 wurde es verordnet, derartige Einrichtungen an allen grösseren Krankenhäusern des Landes herzustellen. Diese „Irrenhäuser" („Tollhäuser") konnten aber noch im Jahre 1798 im Ganzen nicht mehr als 36 Personen aufnehmen. Es kam deshalb auch in der letzten Hälfte des Jahrhunderts nicht selten vor, dass Tobsüchtige in die Polizeigefängnisse, ja früher auch in die Strafanstalten gebracht wurden. Ueberhaupt wurden auf diese Weise lediglich die gefährlichsten und beschwerlichsten Irren öffentlich versorgt. Alle anderen wurden zu Hause behandelt — oder häufiger gar nicht behandelt. Die Verhältnisse in den Irrenhäusern waren äusserst traurig. Der um das norwegische Irrenwesen hochverdiente Professor Dr. Frederik Holst hat in seinen unten benannten Arbeiten eine erschütternde Schilderung des Zustandes gegeben. Er erreichte dadurch, dass ein Ausschuss niedergesetzt wurde, um die Sachlage zu untersuchen und Vorschlag zur Besserung der Irrenversorgung zu stellen. Der Ausschuss liess eine Zählung aller Geisteskranken des Landes ausführen und die Verhältnisse in sämmtlichen Irrenhäusern untersuchen. Obgleich es dadurch bewiesen wurde, dass der Zustand beinahe überall schauderhaft war, waren die Anstrengungen des Ausschusses ganz erfolglos. Erst gegen zwanzig Jahre später gelang es dem ersten und bis heute hervorragendsten Irrenarzte Norwegens, Herman Major, eine Veränderung ins Leben zu rufen, indem sein Gesetzentwurf über das Irrenwesen vom „Storting“ (dem norwegischen Reichstage) des Jahres 1848 zum Gesetz erhoben wurde.

Das Irrenversorgungsgesetz vom 17. August 1848*) ist bis auf eine unbedeutende Veränderung noch geltend. Am bezeichnendsten dafür sind die folgenden Bestimmungen:

Keine Anstalt zur Verpflegung von Irren darf ohne königliche Genehmigung errichtet werden, welche erst gegeben wird, nachdem alle Pläne und Regulative einer eingehenden Prüfung und Billigung unterworfen worden sind.

Die Kranken sollen zweckmässig klassificirt und, wo möglich, beschäftigt werden. Körperliche Züchtigung darf nicht stattfinden, und falls man die Kranken einsperrt oder mit mechanischen Zwangsmitteln behandelt, sollen die Fälle dem Aufsichtsrate angemeldet werden. Der Aufsichtsrat (die „Controlcommission“) ist das höchste Gericht der Anstalt und soll sorgfältiges Einsehen damit haben, dass sich Alles, wie es sich gebührt, verhalte.

Sonst räumt das Gesetz dem Arzte der Anstalt eine ausgedehnte Macht ein. Er kann ohne das Gutachten eines anderen Arztes Kranke in die Anstalt aufnehmen, und es steht ihm frei, einem Kranken die Aufnahme zu verweigern, auch wenn die Polizei das Einliefern des Kranken verlangt. Er entscheidet auch zu irgend welcher Zeit über das Entlassen oder Nicht-Entlassen der Patienten, und seine Entscheidung kann nur vom Aufsichtsrate umgestossen werden. In der Regel darf doch die Aufnahme nur dann stattfinden, wenn ein mit gehörigem ärztlichen Gutachten (oder mit einem vom Arzte verfassten Krankheitsberichte) begleitetes Gesuch an den

---

*) H. Reusz: Rechtsschutz der Geisteskranken. Leipzig 1888, p. 309.

Director der Anstalt eingereicht ist. Von unbefugtem Einliefern kennt man keinen Fall. Nur Geisteskranke werden in die Anstalten aufgenommen, sogenannte Nervenkranke hingegen nicht, auch wenn sie es selbst wünschen. Allein Verbrecher sind ausgenommen, die nach Gutachten des Gerichtes in eine Irrenanstalt eingeliefert werden können, damit ihre Zurechnungsfähigkeit festgestellt werde. Man vergleiche doch Erlass des Justizministeriums vom 13. Juni 1876.

Was die Unkosten der Verpflegung von armen Geisteskranken betrifft, werden $^4/_{10}$ von der Staatskasse entrichtet; die übrigen $^6/_{10}$ bezahlt das „Amt“ (der Regierungsbezirk), welches das Recht hat, die Hälfte vom Armenwesen der Heimatsgemeinde der Kranken wieder ersetzt zu verlangen. Die Ausgaben werden also grösstenteils über das ganze Land oder jedenfalls über grössere Bezirke davon verteilt, wodurch erreicht wird, dass einzelne mit Geisteskrankheiten überaus heimgesuchte Gemeinden von einer unverhältnismässigen Bürde befreit werden.

Zählungen von Geisteskranken haben fast alle zehn Jahre stattgefunden. Es haben sich die folgenden Ziffern ergeben (Blödsinnige sind nicht mitgerechnet):

In den Jahren	1825	1835	1845	1855	1865	1875	1890
Männer	636	968	1010	1232	1488	2186	2489
Frauen	593	950	1217	1460	1668	2382	2829
Insgesammt	1229	1918	2227	2692	3156	4568	5318
Es kommen somit auf 1000 Einwohner	1,16	1,56	1,67	1,81	1,85	2,51	2,66

Die erhebliche Zunahme, die sich aus diesen Zahlen ergiebt, darf doch nicht ohne Weiteres, ohne irgend einen Vorbehalt zugegeben werden. Erstens waren sicherlich die Ziffern der ersten Zählungen — auch nach der Auffassung ihrer Zeit — zu niedrig, und zweitens wird jetzt Vieles, was man früher unbeachtet liess, zu den erklärten Geisteskrankheiten gerechnet.

Zu Anfang des 19. Jahrhunderts konnten in den damaligen Anstalten nur 36 Geisteskranke untergebracht werden. Im Jahre 1825 52, und im Jahre 1846 noch nur 146 Kranke in Anstalten Aufnahme finden. Nachdem das Irrenversorgungsgesetz in Kraft getreten war, stieg die Zahl von

Plätzen ziemlich schnell. Die jetzigen 11 Anstalten können 1554 Patienten aufnehmen, eine Anzahl, die etwa 25 Procent von den Geisteskranken (Idioten nicht mitgerechnet) entspricht. Die Einwohnerzahl des Landes war am 31. December 1897 2135500.

Norwegen hat 4 öffentliche Anstalten: *Gaustad*, im Jahre 1855 eröffnet, *Eg*, im Jahre 1881 eröffnet, *Rotvold*, 1872 eröffnet, und das *Kriminalasyl zu Drontheim (Trondhjem)*, 1895 eröffnet. — 4 Anstalten sind städtische: Die Asyle in *Kristiania* (im Jahre 1829 errichtet), in *Kristianssand*, (im Jahre 1812 errichtet), in *Drontheim* (*Trondhjem*) (im Jahre 1842 eröffnet) und das Asyl von *Neevengaarden*, in der Nähe von Bergen, (im Jahre 1891 eröffnet). — 2 sind Privatanstalten: *Möllendal* (1865 gegründet) und *Rosenberg* (1862 eröffnet). Die Anstalt in *Oslo* (1778 gegründet) ist eine milde Stiftung.

Ausserdem sind 3 Anstalten im Bau begriffen: *Rönvik*, öffentliche Anstalt, *Dikemark*, kommunale Anstalt (in Asker), und Dr. *Dedichens Privatanstalt* nahe der Bahnstation *Alna* (im Bezirke Oestre Aker).

Aufschlüsse über das Irrenwesen und die Irrenversorgung in Norwegen im allgemeinen finden sich in folgenden Werken:

Johann Scharffenberg. Sindssygeväsenets Udvikling. (Die Entwicklung der Irrenversorgung.) Eine Reihe von Artikeln in der norwegischen Zeitung „Dagbladet“, — Auszug aus einer grösseren geschichtlichen Arbeit, die später erscheinen wird.

Frederik Holst. Beretning, Betänkning og Indstilling fra en til at undersöge de Sindssyges Kaar i Norge og gjöre Forslag til deres Forbedring i Aaret 1825 naadigst nedsat kongelig Commission. (Bericht, Gutachten und Vorschlag eines mit dem Auftrage, die Verhältnisse der Irren in Norwegen zu untersuchen und Vorschlag zur Besserung derselben zu stellen, im Jahre 1825 vom Könige gnädigst niedergesetzten Ausschusses.) — Kristiania 1828.

—, Antallet af Sindssvage, Blinde og Dövstumme i Norge 1835. Norsk Magazin for Lägevidenskab, Räkke I, Bind X, Side 167. (Die Zahl von Geisteskranken, Blinden, Taubstummen in Norwegen im Jahre 1835. Norwegisches Magazin für Heilkunde, Reihe I, Band X, S. 167.)

—, Sindssyge, Blinde, Dövstumme og Spedalske i Norge 1845. (Geisteskranke, Blinde, Taubstumme und Aussätzige in Norwegen im Jahre 1845.) Ibidem R. II, B, V, S. 585.

Frederik Holst. Sindssyge, Blinde og Dövstumme i Norge i 1855 (Geisteskranke, Blinde und Taubstumme in Norwegen im Jahre 1855.) — Ibidem R. II, B. XII, S. 177.

—, Beretning om Opslo Dollhuses nuvärende Tilstand etc. (Bericht über den gegenwärtigen Zustand des Irrenhauses von Oslo u. s. w.) Budstikken 1822 („Budstikken", d. h. „der Runenstab", war eine norwegische, jetzt nicht mehr erscheinende Zeitschrift.)

Hermann Major. Forslag til et Sindssygeasyl for Norge. Ugeskrift for Medicin og Pharmacie, 4. Aargang Nr. 7—8, 1845. (Vorschlag zur Errichtung einer Irrenanstalt für Norwegen. Wochenschrift für Heilkunde und Pharmazie, 4. Jahrgang, Nr. 7—8, 1845.)

—, Indberetning om Sindssygeforholdene i Norge i 1846. (Bericht über die Verhältnisse der Geisteskranken in Norwegen im Jahre 1846.) Kristiania 1847.

—, Motiver til Lovforslaget om Sindssyges Behandling og Forpleining. (Motive für den Gesetzentwurf über Behandlung und Verpflegung von Geisteskranken.) (Ohne Schriftstellernamen, Jahreszahl und Angabe von Druckstelle.)

L. Dons. Historisk Oversigt over Sindssygeforholdene nordenfjelds. (Geschichtliche Uebersicht über die Verhältnisse der Geisteskranken nördlich vom Dovrefjeld). In der von L. Dahl auf öffentliche Kosten herausgegebenen Beschreibung der Anstalt Rotvold (worüber sich Aufschlüsse unten finden).

L. Dahl. Bidrag til Kundskab om de Sindssyge i Norge. (Beiträge zur Kenntnis von den Geisteskranken in Norwegen.) Kristiania 1859.

—, Om Resultaterne af den sidste Tälling af de Sindssyge i Norge. Forhandlinger ved 10. skandinaviske Naturforskermöde, S. 81. (Ueber die Ergebnisse der letzten Zählung der Irren in Norwegen. Verhandlungen während der 10. skandinavischen Naturforscherversammlung, S. 81.) Kristiania 1869.

—, De Sindssyge i Norge den 31. Dezember 1865. (Die Geisteskranken in Norwegen am 31. Dezember 1865.) Norsk Magasin for Lägevidenskab (Norw. Mag. für Heilkunde), R. II, B. 23, S. 705.

—, Fortsatte Bidrag til Kundskab om de Sindsvage i Norge. (Weitere Beiträge zur Kenntnis der Geisteskranken in Norwegen.) Ibid. R. II, B. 16, S. 521.

—, Om Brändevinsdrik som Aarsag til Sindssygdom i en Del norske Bygder. (Ueber Branntweintrinken als Ursache der Geisteskrankheit in einigen norwegischen Bezirken.) Den hygieniske Congres i København 1858, S. 200. (Der hygienische Congress in Kopenhagen im Jahre 1858 u. s. w.)

A. N. Kiœr. Bidrag til en norsk Befolkningsstatistik. (Beiträge zur Bevölkerungsstatistik Norwegens.) Kristiania 1822, S. 192.

M. Holmboe. Sindssygdommenes Forekomst i Norge. (Das Vorkommen von Geisteskrankheiten in Norwegen.) Norsk Magasin for Lägevidenskab. (Norw. Mag. für Heilkunde.) R. IV, B. 13, S. 917.
Henrik A. Th. Dedichen. Hermann Major og Sindssygeloven. (H. Major und das Irrenversorgungsgesetz.) Tidsskrift for den norske Lägeforening. (Zeitschrift für den norwegischen Aerztlichen Verein), Nr. 16. 1898.

Was die Irrenversorgung seit kurzem betrifft, finden sich alle nötigen Auskünfte — ausser in der oben benannten Arbeit des Directors Holmboe — in der seit dem Jahre 1872 jährlich erscheinenden officiellen Uebersicht über die Thätigkeit der Irrenanstalten. („Oversigt over Sindssygeasylernes Virksomhed" — unten lediglich als „Oversigt" für das Jahr ...." bezeichnet.) Uebrigens wird auf die unten für jede einzelne Anstalt gegebenen Mitteilungen hingewiesen.

Aker.

Dr. Dedichens Privatasyl an Alna. Privat-Heil- und Pflege-Anstalt, in der Nähe von der Eisenbahnstation Alna gelegen, 8 km von Christiania entfernt.

Postadresse: Alna in Ostre Aker. Telegraphenamt Kristiania; die Drahtdepeschen werden dem Asyl durch Fernsprecher mitgeteilt.

Aerzte: Director und Oberarzt: Henrik A. Th. Dedichen, geboren den 23. März 1863. — —, Assistenzarzt.

Die Anstalt — mit königlicher Genehmigung vom 16. Februar 1899 und vom 28. April 1900 von Henrik Dedichen gegründet — ist unter den Privatanstalten der skandinavischen Länder die einzige, die allein darauf berechnet ist, Patienten der bemittelten Klassen unter der Aufsicht des Staats aufzunehmen und zu verpflegen. Die Anstalt — an der Südseite des Akersthales

170 Meter über dem Meer gelegen — ist noch im Bau begriffen. Im Sommer 1901 wird sie fertiggestellt sein, um in Gebrauch genommen zu werden. Sie wird im Ganzen etwa 50 Kranke beiderlei Geschlechtes aufnehmen können. Die Centralabteilung wird für 16 Männer und 16 Frauen Raum bieten, und die Isolirabteilung ist für 9 unruhige und ungesellige jedes Geschlechtes berechnet. Sobald sich das Bedürfniss fühlbar macht, wird man ferner zur Aufnahme von Kranken und Reconvalescenten kleine Villen erbauen.

Die Anstalt wird durch Niederdruck-Centralheizung erwärmt, durch elektrisches Licht erleuchtet, und mit Torfmull-Closetten versehen werden.

Gaustad Asyl.

Die Irren-Anstalt Gaustad. Oeffentliche Heil- und Pflege-Anstalt, in der Nähe von der Station Gaustad, an der Holmenkol-Bahn, gelegen, 6 km von Christiania entfernt.

Aerzte: 1. Director und Oberarzt: Axel Hagbarth Lindboe, geboren 1846. — 2. Arzt: Ragnar Vogt, geboren 1870. — 3—4. Zwei Assistenzärzte.

Die Anstalt ist nach Plänen von Hermann Major*) und von Professor Jessen in Schleswig auf dem Grunde des ehemaligen Chefsgutes Gaustad aufgeführt, das im Jahre 1846 für etwa 22700 Mark (5049 Speziesthaler 113 Skilling = ungefähr kr. 20200) gekauft wurde. Den 1. October 1855 wurde die Anstalt in Gebrauch genommen. Die Kosten betrugen schon damals beinahe kr. 870000 (etwa 980000 Mk.)

Später hat die Anstalt mehrmals Erweiterungen und Ausbesserungen erfahren. Sie hat jetzt elektrische Beleuchtung und zum Teil Centralheizung. Tonnenabfuhr.

Der erste Director und Oberarzt der Anstalt war Ole Römer Aagaard Sandberg (geb. 1811, gestorben 1883), der alle Jahre einen ausgezeichneten Jahresbericht über den Betrieb und die wissenschaftlichen Ergebnisse der Anstalt herausgab, bis im Jahre 1872 der Staat anfing, Gesammtberichte

*) Siehe oben Litteraturverzeichnis p. 53.

über die Thätigkeit der Anstalten herauszugeben, in welche auch Director Sandbergs Berichte aufgenommen wurden. Er hat auch sonst in Zeitschriften und Zeitungen eine reiche Thätigkeit als psychiatrischer Schriftsteller entwickelt. Unter seinen Arbeiten sind die folgenden besonders beachtungswert.

Generalberetning fra Gaustad Sindssygeasyl for 1856—72. (Generalbericht über die Thätigkeit der Irren-Anstalt Gaustad während der Jahre 1856—1872.) (16 Bände) von Dr. O. A. Sandberg.

Gaustad 1855—1870. Sep.-Abdr. aus der Zeitung „Aftenposten“ 50 Seiten mit Tabellen.

Klinisk Femtenaarsberetning fra Gaustad-Asyl. Sep.-Abd. aus Norsk Magazin for Lägevidenskab R. 3 B. 5. 1871.

Von der Anstalt her sind weiter veröffentlicht:

Hans Evensen. Nyere Sovemidler (Die neuesten Schlafmittel). Ibid. 1895.

—, Den kroniske alkoholismes kliniske former. (Die klinischen Formen des chronischen Alkoholismus.) Ibid. 1899.

Bestand am 1. Januar 1899	187 M.,	167 Fr.,	Insges. 354
Aufgenommen	99 „	96 „	„ 195
Geheilt entlassen	34 „	28 „	„ 62
Gebessert, ungeheilt	41 „	31 „	„ 72
Gestorben	21 „	20 „	„ 41
Bestand am 1. Januar 1900	183 „	184 „	„ 367

Asker.

Kristiania kommunale Asyl paa Dikemark. Die kommunale Irrenanstalt der Stadt Kristiania auf Dikemark.

Den 1. December 1898 wurde von den Stadtabgeordneten von Kristiania das Erbauen einer neuen, den Ansprüchen der Gegenwart entsprechenden kommunalen Irrenanstalt auf dem Bauerngute Dikemark in Asker beschlossen. Dikemark ist etwa 30 km von Kristiania entfernt. Es werden hier zwei Gebäude für die Ueberwachungsabteilung, zwei Gebäude zur Aufnahme von halbunruhigen Irren, und mehrere Gebäude zur kolonialen Verpflegung von Kranken aufgeführt werden. Die Anstalt wird elektrisch beleuchtet werden. Wenn sie für 600 Kranke fertig gebaut ist, was jedenfalls erst in einigen Jahren erreicht werden wird, werden sich die Unkosten auf etwa 2200000 Kr. (2475000 Mk.) belaufen.

Bergen.

Möllendals Sindssygeasyl.

Die Irrenanstalt von Möllendal. Privat-Heil- und Pflege-Anstalt, im Kirchspiele Aarstad, Söndre Bergenhus Amt (im Regierungsbezirke von Söndre Bergenhus), am südöstlichen Ende vom „Store Lungegaardsvand" gelegen, 3 km von Bergen entfernt.

Postadresse: Bergen.

Arzt und Besitzer: Einar Georg Martens, am 2. December 1858 geboren, am 30. Januar 1899 als Director genehmigt.

Die Anstalt wurde im Jahre 1865 — mit königlicher Genehmigung vom 28. April desselben Jahres — vom damaligen Corpsarzte Daniel Georg Martens (geboren den 10. August 1817, gestorben den 17. Juli 1898) gegründet. Der erste Patient wurde am 2. Juni 1865 in die Anstalt aufgenommen. Doctor G. Martens war als Arzt der Anstalt thätig, bis er sie am 31. März 1897 seinem Sohne, dem jetzigen Director, verkaufte, der im Sommer 1897 eine erhebliche Erweiterung der Anstalt ausführen liess. Während der Belegraum früher bloss für 28 Männer und 28 Frauen ausreichte, erhielt die Anstalt künftig Genehmigung zur Aufnahme von 45 Männern und 28 Frauen.

Die Anstalt wird durch Oefen geheizt. Tonnenabfuhr. Zur Beleuchtung wurden früher Paraffinlampen gebraucht; im Jahre 1897 wurden aber in alle Räume Gasröhren gelegt. In der Abteilung für Unruhige ist doch die Gasbeleuchtung wieder abgeschafft, und die Lampen sind wieder in Gebrauch genommen worden, weil die Kranken durch die Gasflammen gereizt wurden.

Jahresberichte werden an das Ministerium erstattet; man wird sie in der „Oversigt u. s. w." zum Teil wiedergegeben finden.

Bestand am 1. Januar 1898	48 M.,	33 Fr.,	Insgesammt 81
Im Verlaufe des Jahres			
Aufgenommen	9 „	6 „	„ 15
Entlassen geheilt.	1 „	4 „	„ 5

Gebessert oder ungeheilt . .	8 M.,	3 Fr.,	Insges.	11
Gestorben	2 „	1 „	„	3
Krankenbestand am 1. Jan. 1899	46 „	32 „	„	78
Im Verlaufe des Jahres				
Aufgenommen	10 „	6 „	„	16
Entlassen geheilt	1 „	2 „	„	3
Gebessert oder ungeheilt . .	3 „	2 „	„	5
Gestorben	4 „	— „	„	4
Krankenbestand am 1. Jan. 1900	48 „	34 „	„	82

Keine Suiciden. Die Anstalt ist vor Feuersbrunst verschont gewesen. Gewaltthaten, des Erwähnens wert, gegen Aerzte oder Wärter haben nicht stattgefunden.

Neevengaardens Asyl.

Die Irrenanstalt von Neevengaarden. Städtische Heil- und Pflege-Anstalt.

Adresse: Sandvigen in Bergen.

Aerzte: Director Ludvig Kristian Langberg, geb. 1851; Oberarzt Bernhard Tjörsvaag, geb. 1866: Assistenzarzt Edvard Fougner Irgens.

Die Anstalt ist — wie es aus den ausführlichen, vom ehemaligen Director Jürgensen mitgeteilten Daten hervorgeht — eine Fortsetzung des alten bergensischen Asyls „*Mentalen*“, dessen Geschichte bis an das Jahr 1762 zurückgeht. Da diese Anstalt allmählich wenig zeitgemäss geworden war, hatte sich schon um das Jahr 1852 die Ansicht geäussert, dass die Stadt eine neue Anstalt erbauen dürfte. Aber erst im Jahre 1871, als Doctor Jürgensen die Sache aufnahm, gelangte man so weit, dass die Stadtverordneten am 8. November desselben Jahres den Bau beschlossen. Es dauerte doch ziemlich lange, bis der Plan verwirklicht wurde. Nach jahrelangen Verhandlungen mit dem Staat bezüglich der Uebernahme eines Teils der Ausgaben wurde im Jahre 1879 *Neevengaarden*, ein Landgut in der Nähe von Bergen, angekauft. Aber erst zehn Jahre später wurde der erforderliche Betrag zur Aufführung einer Anstalt für 160 Kranke bewilligt. Die Anstalt wurde am 14. April 1891 eröffnet. Die Kosten betrugen Kr. 697596 (etwa 780000 Mark).

Die Anstalt hat Gasbeleuchtung, Centralheizung und Tonnenabfuhr.

Der ehemalige Director Jürgensen wurde zweimal mörderisch überfallen.

Eine Beschreibung der Anstalt findet sich in der „Oversigt“ für das Jahr 1891. In den Jahren 1891—1894 war Peter Jürgensen Director.

Bestand am 1. Jan. 1898:		114 M.,		114 Fr.		Insges.	228
Im Verlaufe des Jahres							
Aufgenommen.	„	57	„	56	„	„	113
Geheilt entlassen	„	11	„	18	„	„	29
Ungeheilt oder gebessert	„	25	„	36	„	„	61
Gestorben	„	14	„	2	„	„	16
(Kein Suicidium.)							
Bestand am 1. Jan. 1899:		121	„	114	„	„	235
Im Verlaufe des Jahres							
Aufgenommen.	„	44	„	62	„	„	106
Geheilt entlassen	„	16	„	20	„	„	36
Ungeheilt oder gebessert	„	22	„	29	„	„	51
Gestorben	„	5	„	11	„	„	16
Bestand am 1. Jan. 1900:		122	„	116	„	„	238

Rosenberg Asyl.

Das Asyl Rosenberg. Privat-Heil- und Pflege-Anstalt in Bergen.

Adresse: Bergen.

Arzt: Dr. med. Carl August Looft, geb. den 9. Februar 1863, im März 1894 angestellt.

Das Asyl wurde im Jahre 1861 von Frants Theodor Rosenberg (geb. den 4. Februar 1817, gest. am 4. September 1878) errichtet, der am 10. Juli desselben Jahres als Director genehmigt wurde. Die Anstalt wurde am 1. October 1861 eröffnet und war ursprünglich für 40 Kranke berechnet, ist aber später mehrmals (in den Jahren 1865 und 1869) erweitert worden, so dass jetzt 170 Kranke aufgenommen werden können. Die Männerabteilung — die grössere und neuere — ist in einer ganz anderen Gegend der Stadt gelegen, als die Abteilung für Frauen. Im October 1869 trat Rosenberg zurück. Ihm folgte der Corpsarzt T. W. A. Mohn, der bis April 1876 als Arzt und Director der Anstalt verrichtete. Später waren L. H. S. S. Platou, der jetzige Director der Anstalt *Ey*, und J. C. A. Sandberg (jetzt Oberarzt) in den Jahren 1881—1894 als Aerzte an der Anstalt thätig.

Die Anstalt wird teils durch Gas, teils durch Lampen erleuchtet, und durch Oefen geheizt. Tonnensystem.

Bestand am 1. Jan. 1898:	124	M.,	54	Fr.	Insges.	178
Im Verlaufe des Jahres 1898						
Aufgenommen	„	18	„	4	„	„	22
Geheilt entlassen	„	4	„	1	„	„	5
Gebessert oder ungeheilt	„	7	„	—	„	„	7
Gestorben	„	8	„	1	„	„	9
(Kein Suicid.)							
Bestand am 1. Jan. 1899:		123	„	56	„	„	179
Im Verlaufe des Jahres							
Aufgenommen	„	17	„	5	„	„	22
Geheilt entlassen	„	4	„	1	„	„	5
Gebessert oder ungeheilt	„	1	„	2	„	„	3
Gestorben	„	6	„	3	„	„	9
Bestand am 1. Jan. 1900:		129	„	55	„	„	184

Jahresberichte finden sich in der „Oversigt“ u. s. w.

Bodö.

Rönvik Asyl.

Das Asyl Rönvik. Oeffentliche Irren-Heil- und Pflege-Anstalt für das nördliche Norwegen. 3 km von der Stadt Bodö entfernt.

Postadresse: Bodö.

Aerzte sind noch nicht angestellt; die Anstalt ist noch im Bau begriffen.

Das Erbauen des Asyls wurde im Jahre 1894 beschlossen. Der Storting (der norwegische Reichstag) bewilligte am 21. Juli desselben Jahres kr. 132000 (nahezu 150000 Mark), um das Gut **Rönvik** in der Nähe der Stadt Bodö anzukaufen, nachdem ein vorläufiger Plan von dem jetzigen Medicinaldirector Holmboe (damals Oberarzt am Asyl von Rotvold) ausgearbeitet war. Er hat auch später stetes Einsehen in die Arbeit gehabt. Wegen der nördlichen Lage und des harten Klimas hat die Arbeit erhebliche technische Schwierigkeiten dargeboten, so dass der Bau recht viel Zeit erfordert hat. Die Anstalt wird im Jahre 1902 fertiggestellt sein.

Die Anstalt wird zur Aufnahme von 230 Kranken beiderlei Geschlechtes (115 von jedem Geschlechte) eingerichtet werden. Die Unkosten der Anlage waren ursprünglich auf etwa kr. 1000000 (etwa 1125000 Mark) berechnet; dieser Betrag wird aber ganz gewiss überschritten werden.

Die Anstalt wird mit Centralheizung und elektrischer Beleuchtung versehen werden. Tonnenabfuhr. Das Gebäude ist eine viereckige geschlossene Anstalt, zum Teil mit Corridor-System.

Kristiania.

Kristiania kommunale Asyl.

Die städtische Irren-Anstalt zu Kristiania. Heil- und Pflege-Anstalt.

Adresse: Kristian Augusts Minde. Möllergaden. Kristiania.

Aerzte: Oberarzt: Dr. med. Harald Holm, geb. 1852. Assistenzarzt: Torvald Dahle, geb. 1869.

Im Jahre 1827 wurde das Errichten einer Irrenanstalt in einem von den Gebäuden der Arbeitsanstalt zu Kristiania beschlossen, und im Jahre 1829 wurde die Anstalt mit 11 Zimmern eröffnet. Die Anstalt wurde 1835 erweitert und konnte 1848 etwa 20 Kranke aufnehmen. Durch das Emanieren des Irrenversorgungsgesetzes wurden in den folgenden Jahren 1850, 1851, 1860 neue Erweiterungen veranlasst. Nach der letzten Erweiterung konnte die Anstalt 76 Männer und 44 Frauen aufnehmen. Der ärztliche Dienst an der Anstalt wurde bis 1840 vom Stadtphysikus in Kristiania, Doederlein, bis 1846 von Dr. Otto Mathias Numsen Lund, und bis 1898 von Dr. Peter Emanuel Winge geleistet. Vom Jahre 1856 ab wurde ein Assistenzarzt angestellt.

Dr. Winge ist einmal von einem Irren mörderisch überfallen worden, der ihn mit einem Messer am Genick tief verwundete.

Für die Vollständigkeit der Angaben können wir nicht einstehen, da die Anstalt es verweigert hat, Aufschlüsse zu erteilen.

Die Anstalt wird übrigens niedergelegt werden, wenn das neue Asyl auf Dikemark (in Asker) fertiggestellt wird.

Bestand am 1. Januar 1899	72 M.,	48 Fr.,	Insgesammt	120
Im Verlaufe des Jahres				
Aufgenommen	57 „	55 „	„	112
Geheilt entlassen	12 „	8 „	„	20
Gebessert oder ungeheilt . .	26 „	34 „	„	60
Gestorben	7 „	10 „	„	17
Bestand am 1. Januar 1900	80 „	50 „	„	130

Femtiaars-Beretning om Kristiania Kommune for Aarene 1837—86. (Bericht über die Gemeinde-Verwaltung der Stadt Kristiania während der fünfzig Jahre 1837—86.)

Peter Emanuel Winge. Beretning om Kristiania Sindssygeasyls Virksomhed i Aarene 1850—1856 (Bericht über die Thätigkeit der Irrenanstalt zu Kristiania während der Jahre 1850 — 1856). Auch in der Allg. Zeitschr. B. XIV—XVI.

—, Beretning om Kristiania Asyl Beretning om Sundhedstilstanden i Norge 1864 (Bericht über die Irren-Anstalt zu Kristiania. Bericht über den Gesundheitszustand in Norwegen 1864).

Kasuistik ist von demselben Schriftsteller in mehreren Jahrgängen des Magazins for Lägevidenskab (Norweg. Mag. für Heilkunde) geliefert.

Hj. Berner. Statistiske Meddelelser fra Kristiania Sindssygeasyl i 30 aaret 1850—1879 (Dreissigjährige Statistik der Anstalt). Norsk Mag. f. Lägevidenskab (Norw. Mag. für Heilkunde) 1881.

Von Dr. med. H. Holm sind mehrere Arbeiten mit Kasuistik erschienen. Besonders zu erwähnen sind: Die Anatomie und Pathologie des dorsalen Vaguskerns. Virchows Archiv B. 131.

Om Epilepsiens patologiske Anatomi og Patogenese. Nord. Med. Arkiv. 1893.

Nye Undersögelser over epilepsi. (Neue Untersuchungen über die Fallsucht.) Tidsskrift f. d. n. Lägeforening. (Zeitschr. f. d. norw. ärztl. Verein) 1893.

Om temperaturen ved psychopatiske Tilstande og deres diagnostiske Betydning. (Ueber den diagnostischen Wert der Temperaturmessungen bei Psychosen. Norsk. Mag. f. Lägevidenskab. (Norw. Mag. f. Heilkunde) 1900.

Oslo Hospitalstiftelses Sindssygeasyl.

Das Irren-Asyl der Hospitalstiftung zu Oslo in Kristiania.

Arzt: Dr. Ludwig Aall.

Das Hospital zu Oslo ist eine milde Stiftung, die ursprünglich aus der Kirche und dem Kloster der alten „grauen Mönche" (der Franziskaner) entsprungen ist. Im Jahre 1538 wurden die Kirche und das Kloster vom König Kristiern III den Bürgern von Oslo zum Hospital übertragen. In diesem Hospital wurde, laut eines königlichen Reskriptes vom 14. Juli 1736, ein Zimmer zur Aufnahme von 1 oder 2 Geisteskranken eingerichtet. Im Jahre 1778 schlug die Stiftsverwaltung von Agershus das Erbauen eines besonderen Gebäudes zur Aufnahme von Gemüthskranken vor, und während der folgenden zwei Jahre wurde mit einem Kostenaufwand von 16000 Reichsthalern ein einstöckiges Haus aufgeführt, das 16 Kranke beherbergen konnte. Das Asyl wurde im Jahre 1779 bezogen. Eine Erweiterung, die im Jahre 1804 beschlossen wurde, wurde nicht ausgeführt. In den Jahren 1825 und 1826 wurde aber — hauptsächlich auf Anregung des Professors Dr. Frederik Holst — ein neues Gebäude aufgeführt, um den erheblichen Mängeln der Anstalt vorläufig abzuhelfen. Die Kosten des Baues betrugen kr. 14000 (etwa 15700 Mark). Das neue Gebäude konnte 20 Kranke, ausschliesslich Zellenpatienten, aufnehmen.

Bestand am 1. Januar 1899: 41 Frauen.

Im Verlaufe des Jahres

Aufgenommen . . . . 4 „

Ungeheilt oder gebessert entl. 4 „

Gestorben . . . . 1 Frau
Bestand am 1. Januar 1900: 40 Frauen.

Herman Major. Oversigt over Oslo Sindssygeasyls Virksomhed 1847—1852 (Bericht über die Thätigkeit der Irren-Anstalt von Oslo während der Jahre 1847—1852). Norsk Mag. f. Lägevidenskab 1854.

Kristianssand.

Eg Sindssygeasyl.

Die Irren-Anstalt Eg bei Kristianssand. Oeffentliche Irren-Heil- und Pflege-Anstalt.

Aerzte: Director H. Platou, geb. 1848; Oberarzt W. Münster, geb. 1849; Assistenzarzt D. Dahl, geb. 1870.

Die Anstalt ist nach Vorschlag des Directors Dahl aufgeführt. Im Jahre 1877 wurden die erforderlichen Mittel zum Ankaufen von Grundeigentum bewilligt, und das folgende Jahr wurde der Bau des Asyls begonnen. Die Anstalt wurde am 5. Oktober 1881 eröffnet. Die Kosten der Anlage haben sich auf 1 Million Kroner (1125000 Mark) belaufen. Die Anstalt wird durch Petroleumlampen erleuchtet, die man in kurzem durch elektrisches Licht zu ersetzen beabsichtigt. Sie wird durch Oefen geheizt, ausgenommen in der Zellenabtheilung, die durch Niederdruck-Centralheizung erwärmt wird. Unter den Abtritten finden sich Eisenwagen, die täglich geleert werden. Die Anlage ist im Jahre 1891 durch Ankaufen von Land, in 1895 durch das Anlegen eines neuen Wasserwerks, in den Jahren 1895 und 1899 durch Erweiterung der Zellenabteilung mit Seitenlichtzellen und mit Bad vergrössert worden.

Der erste Director der Anstalt war A. Lindboe, bis 1882, in welchem Jahre er als Director am Asyl Gaustad angestellt wurde.

	M.	Fr.	Insges.
Bestand am 1. Januar 1899:	133 M.,	128 Fr.,	Insges. 261
Im Verlaufe des Jahres			
Aufgenommen	71 „	82 „	„ 153
Geheilt entlassen	25 „	26 „	„ 51
Gebessert oder ungeheilt . .	38 „	52 „	„ 90
Gestorben	5 „	1 „	„ 6
Bestand am 1. Januar 1900:	136 „	131 „	„ 267

Im November 1900 wurde eine unheilbare Kranke in der Schlafstube in ihrem Bette von einer anderen unheilbaren, die sich schon seit 7 Jahren in der Anstalt aufhielt, erdrosselt. Der Aufsichtsrat bestätigte nach sorgfältiger Untersuchung, dass seitens der Anstalt oder der Aerzte keine Vernachlässigung vorliege.

In der „Oversigt“ u. s. w. findet sich — ausser den üblichen Jahresberichten — im Jahre 1881 eine Beschreibung der Anlage, von Director Lindboe.

Kristianssands kommunale Asyl.

Die städtische Irren-Anstalt zu Kristianssand

Arzt: G. L. Wichmann, geboren den 7. August 1836, angestellt den 16. April 1886.

Gegen das Ende des 18. Jahrhunderts wurden, nach Auftrag des Befehlshabers und des Bischofs des Stiftes von Kristianssand vom 24. Februar 1786, zwei Zimmer zur Aufnahme von Geisteskranken in Kristianssand eingerichtet. Im Jahre 1812 wurde die Anstalt auf 7 Krankenplätze erweitert. Die Ausstattung der Anstalt war im Jahre 1824 äusserst mangelhaft, und die Zellen waren furchtbar klein mit schwerbeschlagenen Thüren. Major zeichnet im Jahre 1846 eine von den Zellen ab und schildert die Anstalt als eine Schande für das Land. Nach dem Emanieren des Irrenversorgungsgesetzes wurden die Verhältnisse gebessert. Die Anstalt ist nunmehr lediglich eine Pflegeanstalt ohne Bedeutung.

Aerzte der Anstalt waren während der Jahre 1850—1883 S. L. Heyerdahl, und 1884—1886 F. Dietrichson.

	M.	Fr.	Insges.
Bestand am 1. Januar 1899:	12 M.,	12 Fr.,	Insges. 24
Im Verlaufe des Jahres			
Aufgenommen	1 „	1 „	„ 2
Gestorben	1 „	2 „	„ 3
Bestand am 1. Januar 1900:	12 „	11 „	„ 23

Strinden.

Rotvold Asyl.

Das Asyl Rotvold. Oeffentliche Irren-Heil- und Pflege-Anstalt, im Bezirke Strinden gelegen, 5 km von der Stadt Trondhjem (Drontheim) entfernt.

Post- und Eisenbahnstation: Leangen in Strinden.

Telegraphenamt: Trondhjem, wovon die Drahtdepeschen dem Asyl durch Fernsprecher mitgeteilt werden können.

Aerzte: Director: Jens Andreas Selmer, geboren den 26. Januar 1832, angestellt den 27. November 1875. Oberarzt: Johan Sophus Wideroe, geboren 1864. Assistenzarzt: Støren.

Die Anstalt wurde in den sechziger Jahren auf Vorschlag des damaligen Gefängnisarztes Ludwig Dahl (geboren den 18. October 1826, gestorben den 2. November 1890) errichtet. Er war der erste Director der Anstalt und später Director des civilen Medicinalwesens.

Im Jahre 1862 bewilligte der Storting die erforderlichen Mittel, und nach einigem Schwanken wurde das Gut Nedre Rotvold zum Baugrund der Anstalt erwählt. Der Bau der Anstaltgebäude wurde im Jahre 1867 begonnen. Im Januar 1872 wurde die Anstalt eröffnet. Die Unkosten des Grunderwerbs betrugen 15000 Speziesthaler (kr. 60000 = etwa 67500 Mark). Die Baukosten beliefen sich auf 120400 Speziesthaler (kr. 481600 = etwa 540000 Mark).

Die Anstalt wurde am 3. Januar 1872 zur Aufnahme von 170 Kranken genehmigt, wurde aber so schnell belegt, dass sie schon das folgende Jahr die Genehmigung erhielt, 200 Kranke aufzunehmen. Nach einer Erweiterung der Anstalt in den Jahren 1887—88 wurde der Beleg auf 240 Kranke und später, da im Jahre 1895 eine Colonie für 15 kranke Männer angelegt wurde, bis auf 270 Kranke erhöht.

Die Gesammtkosten der Gebäude der Anstalt haben sich bis jetzt auf etwa kr. 570000 (etwa 640000 Mark) belaufen.

Den 24. April 1895 brannte die Wachabteilung der Männerseite ab. Der Brand war von einem an acuter Demens leidenden Kranken angestiftet. In ganz unaufgeklärter Weise war er auf den Speicher hinaufgekommen, in dem die Kleider der Patienten aufbewahrt wurden. Da hatte er — wie er es später erklärte — in einer Westentasche einige lose Streichhölzer gefunden, die er abgerieben und in ein auf dem Boden aufgehobenes Bündel Werg geworfen hatte. Niemand kam um.

Die Anstalt benutzt Tonnenabfuhr. Sie hat ihr eigenes Gaswerk. Die Zellenabteilung für Frauen wird durch Centralheizung erwärmt. Bezweckt ist auch die Installierung von Centralheizung in die Zellenabteilung für Männer. In den übrigen Abteilungen wird durch Oefen geheizt.

	M.	Fr.	Insges.
Bestand am 1. Jan. 1898:	146 M.,	128 Fr.	Insges. 274
Im Verlaufe des Jahres			
Aufgenommen	70 „	64 „	„ 134
Geheilt, entlassen	15 „	15 „	„ 30
Gebessert oder ungeheilt	46 „	46 „	„ 92
Bestand am 1. Jan. 1899	142 „	127 „	„ 269
Im Verlaufe des Jahres			
Aufgenommen.	67 „	66 „	„ 133
Geheilt, entlassen.	8 „	12 „	„ 20
Gebessert oder ungeheilt	46 „	49 „	„ 95
Gestorben	8 „	10 „	„ 18
Bestand am 1. Jan. 1900:	146 „	121 „	„ 267

Ausser in den Jahresberichten, die in der „Oversigt u. s. w.“ mehr oder weniger ausführlich wiedergegeben sind, finden sich Aufschlüsse über die Anstalt und über die dort beobachteten Fälle in folgenden Arbeiten:

L. Dahl, Beskrivelse af Rotvold Sindssygeasyl og Beretning om dets Virksomhed i 1872. Med en historisk Oversigt over Sindssygeforholdene nordenfjelds og over Asylets Anläg ved L. Dons. Udgivet paa offentlig Foranstaltning. (Beschreibung der Irrenanstalt von Rotvold und Bericht über ihre Thätigkeit im Jahre 1872. Mit einer geschichtlichen Uebersicht über die Verhältnisse der Geisteskranken nördlich vom Dovrefjeld und über die Anlage des Asyls durch L. Dons. Auf öffentliche Veranstaltung herausgegeben.) Christiania 1873.

L. Dahl, Et retsmedicinsk Tilfälde (Ein gerichtsmedicinischer Fall.) Norsk Magasin for Lägevidenskab (Norwegisches Magazin für Heilkunde) R. III, B. III, S. 209.

M. Holmboe. Et Tilfälde af Hysteri i Barnealderen (Ein Fall von Hysterie bei einem Kinde). Ibid. 1891.

—, Psykiatriske Meddelelser I—II (Psychiatrische Mitteilungen über Simulation und Zwangsvorstellungen). Ibid. 1893.

Henrik A. Th. Dedichen. Paa begge sider af sindssygdommenes graense. Kristiania 1878. (Psychiatrische Studien, die teilweise ausführliche Kranken-Geschichten von der Anstalt liefern.)

J. S. Wiederoe, Om Amentia. Norsk Magazin for Lägevidenskab 1895 (Psychiatrische Studien, die teilweise ausführliche Kranken-Geschichten von der Anstalt liefern.)

Trondhjem.

Trondhjems Hospitalsstiftelses Sindssygeasyl.

Die Irrenabteilung der Hospitalstiftung der Stadt Trondhjem.

Städtische Irren-Heil- und Pflege-Anstalt. Als Asyl für Geisteskranke am 1. Januar 1852 genehmigt.

Arzt: Frederik Waldemar Bödtker, geboren den 21. November 1824, angestellt den 3. Juni 1854.

Bereits im Jahre 1735 fand sich zu Trondhjem eine mit dem Zuchthause verbundene Irrenanstalt. Später ist von einer ähnlichen Anstalt im Rathhause die Rede. Im Jahre 1776 wurde aber der Bau eines besonderen Irrenhauses beschlossen, welches mit dem ursprünglich bloss für Aussätzige berechneten Krankenhause vereinigt werden sollte. Die Anstalt war im Jahre 1780 fertig gebaut und hatte ursprünglich nur 5 Räume, wurde aber später bis auf 12, und in den Jahren 1801—1802 bis auf 16 Plätze erweitert. Im Ganzen war die Anstalt doch so schlecht eingerichtet, dass man im Jahre 1825 beschloss, ein ganz neues Asyl zu erbauen. Der Bau der neuen Anstalt wurde im Jahre 1836 begonnen und 1842 vollendet. Die Kosten des Grunderwerbs betrugen 1000 Speziesthaler (kr. 4000 = etwa 4500 Mark), die Kosten des Locals ohne Inventar beliefen sich auf 10365 Speziesthaler (kr. 41460 = etwa 46600 Mark). Im Jahre 1852 wurden zwei Zellengebäude für 4413 Speziesthaler (kr. 17652 = etwa 19800 Mark) angebaut. Auch später sind bauliche Verbesserungen und Umbaue ausgeführt worden. Der erste autorisirte Arzt der Anstalt (bis 1854) war Frederik Wilhelm Schulz.

Die Anstalt wird durch gewöhnliche Oefen geheizt und durch Gas beleuchtet. Tonnensystem.

		M.		Fr.		Insges.
Bestand am 1. Jan. 1898:		45 M.,		42 Fr.	Insges.	87
Im Verlaufe des Jahres						
Aufgenommen	„	12	„	12 „	„	24
Geheilt entlassen	„	3	„	3 „	„	6
Gebessert oder ungeheilt	„	7	„	8 „	„	15
Gestorben	„	2	„	2 „	„	4
Bestand am 1. Jan. 1899:		45	„	41 „	„	86
Im Verlaufe des Jahres						
Aufgenommen	„	11	„	10 „	„	21
Geheilt entlassen	„	2	„	2 „	„	4
Gebessert oder ungeheilt	„	5	„	3 „	„	8
Gestorben	„	4	„	— „	„	4
Bestand am 1. Jan. 1900:		46	„	46 „	„	92

Seit dem Jahre 1854 ist kein Suicidium in der Anstalt vorgekommen.

Literatur: Dr. Bödtkers Aerztlicher Bericht, „Medicinalberetning“, für das Jahr 1855 findet sich im Norsk Mag. f. Lägevidenskab (Norweg. Magazin für Heilkunde) R. II, B. XI, S. 150; die ärztlichen Berichte für die Jahre 1860 und 1863 finden sich in den Jahresberichten derselben Jahre über den Gesundheitszustand in Norwegen; was die Jahre nach 1872 betrifft, sind die Aufschlüsse in der „Oversigt“ u. s. w. zu finden.

—, Geschichtliches über die Anstalt ist in Abhandlungen von Scharffenberg, Holst, Major, Dahl und Dons geliefert worden.

Kriminalasylet i Trondhjem.

Das Kriminalasyl zu Trondhjem. Oeffentliche Pflege-Anstalt für geisteskranke Verbrecher.

Arzt: Frederik Valdemar Bödtker (s. oben).

Das Errichten von Anstalten zur Fürsorge für geisteskranke Sträflinge wird bereits in dem Irrenversorgungsgesetze von 1848 vorausgesetzt. Das Gesetz schreibt nämlich vor, kein Geisteskranker dürfe mit Verbrechern zusammen verwahrt werden — eine Vorschrift, die es jedoch nie verhindert hat, dass Verbrecher mit Geisteskranken zusammen in Gewahrsam gehalten wurden. Im Jahre 1859 (1860) wurde die Bewilligung von kr. 104000 (etwa 117000 Mark) zum Erbauen eines „Kriminalasyls“ vor dem Storting in Vorschlag gebracht. Aber obgleich die Regierung schon Baugrund gekauft hatte, verweigerte es der Storting, den erforderlichen Betrag zu bewilligen, und die Sache wurde vorläufig aufgegeben. Im Jahre 1891 wurde aber die Sache wieder aufgenommen, und die Aufmerksamkeit wurde auf die aufgehobene Strafanstalt zu Trondhjem gerichtet. Nach lange dauernden Verhandlungen wurde dann in 1894 — nach Beratschlagung mit dem Director Selmer und dem Medicinaldirector Holmboe und mehreren Anderen — in den ledigen Localen der ehemaligen Strafanstalt eine provisorische Verwahrungsanstalt für geisteskranke Verbrecher und verbrecherische Geisteskranke männlichen Geschlechtes eingerichtet.

Die Anstalt wurde den 1. Februar 1895 mit 15 Plätzen eröffnet und wurde 1899 mit 15 Plätzen erweitert. Augenblicklich sind 21 Plätze belegt.

IV.

Schweden.

Schweden (Sverige), mit einem Flächeninhalt von 450574 qkm und (Ende 1897) mit 5009632 Einwohnern (auf jeden qkm kommen somit im allgemeinen 11 Einwohner), hat 12 öffentliche Anstalten und drei Privatanstalten. In diesen Anstalten wurden am 1. Januar 1899 3942 Kranke verpflegt. Die Gesammtzahl der Aerzte war 30.

Die Hospitäler von Schweden können ihren Ursprung gewissermassen schon vom Mittelalter herleiten. Bereits um das 12.—13. Jahrhundert fanden sich in Schweden an ansehnlicheren Orten einige in der Regel mit den Klöstern vereinigte, religiöse Barmherzigkeitseinrichtungen, die „Helge-Andshusen“ (Heiligen-Geistes Häuser), convivia sacra („gillen“), Hospitäler, Krankenstuben genannt wurden. Diese Anstalten, die durch Vermächtnisse und fromme Gaben unterhalten wurden, waren teils zur Aufnahme von Aussätzigen, teils zur Pflege von anderen unheilbaren Kranken, Blinden und Gebrechlichen, teils auch zur Beherbergung von obdachlosen Armen bestimmt. Ob auch Geisteskranke in diese Anstalten aufgenommen wurden, weiss man nicht gewiss. Nach der Reformation — um das Jahr 1525 —, da die Besitzungen der katholischen Kirche von der Krone eingezogen wurden, wurde die Anzahl der alten Hospitäler derartig geordnet, dass in der Regel für jeden Regierungsbezirk („län“) eins übrig blieb — ein sogenanntes „Länshospital“ (Regierungsbezirkskrankenhaus) —, das unter die Oberaufsicht des Bürgermeisters und des Rates der Stadt, später auch unter den „Landshöfding“ (Hauptmann des Regierungsbezirkes) und den Bischof des betreffenden Stiftes gestellt wurde. Die Vermächtnisse der Hospitäler blieben doch unverletzt, ja wurden oft auch vergrössert. Auch scheint anfangs der Zweck der Anstalten im Ganzen unverändert geblieben zu sein.

Im Jahre 1642 wurde aber von der Königin Kristina, mit Genehmigung der Stände des Reichs, eine „Verordnung und Gesetz u. s. w.“ erlassen, wodurch bestimmt wurde, dass die Hospitäler vorzugsweise Altersschwache (mit Ausschliessen von Armenhäuslern), ferner „tobsüchtige und besetzte Menschen“, und schliesslich mit ansteckenden Krankheiten Behaftete aufnehmen sollten. — Im Jahre 1663 wurden — so viel weiss man mit Gewissheit — im Hospital von **Danvik**, in der Nähe von Stockholm, sieben „Thoren“ verpflegt.

Um ein Jahrhundert später, im Jahre 1766, wurden die Regierungsbezirkshospitäler auf Anregung der Stände des Reichs unter eine gemeinschaftliche „Oberdirection“ gestellt, und es wurde zugleich bestimmt, dass in die Hospitäler erstens Thoren, Gelähmte oder mit unheilbaren und ansteckenden Krankheiten Behaftete, deren Verkehr mit Anderen unheimlich oder schädlich ist, — und zweitens Altersschwache und Gebrechliche, die sich selbst nicht versorgen können, — aufgenommen werden sollten. Diese Vorschrift war bis an das Jahr 1858 de jure geltend; thatsächlich wurde aber während des beregten Zeitraumes die Aufgabe der Hospitäler immer mehr auf die Aufnahme von Irren beschränkt.

Das Hauptverdienst um diese Veränderung kommt ohne Zweifel der „Gille des Seraphimer-Ordens“ zu, die bei ihrer Stiftung im Jahre 1787 das Amt als „Oberbehörde der Hospitäler“ übernahm. Im Jahre 1822 lenkte die Gille des Seraphimer-Ordens „die Hohe Aufmerksamkeit Seiner Königlichen Majestät auf den traurigen Zustand der Regierungsbezirkshospitäler, damit es sich Seine Majestät angelegen sein liesse, Anstalten zur Besserung derselben zu treffen.“ Aus diesem Anlass sprachen sich im folgenden Jahre die Stände des Reichs für das Umorganisieren und das Centralisieren der alten Regierungsbezirkshospitäler aus. Während der zwanziger und dreissiger Jahre wurde auch eine Reform zum beregten Zweck vorgenommen. Mehrere von den kleineren Regierungsbezirkshospitälern wurden aufgehoben und in sogenannte Centralhospitäler vereinigt, andere wurden beibehalten und später allmählich erweitert.

Die Regierungsbezirkshospitäler waren natürlich niemals Krankenpflegeeinrichtungen im jetzigen Sinne gewesen, kaum Wohlthätigkeitsstiftungen, aber zunächst Verwahrungsanstalten. Die Fürsorge für die Kranken beschränkte sich hauptsächlich und am häufigsten darauf, dieselben unschädlich zu machen und sie von der Gesellschaft, die sie wie ein Scheusal betrachtete, abzusperren. Besonders die Geisteskranken wurden eher wie schreckenerregende, schädliche Tiere als wie Mitmenschen betrachtet.

Durch die oben erwähnte Reform wurde allerdings „dies all Menschlichkeitsgefühl beleidigende Verhältnis“ wesentlich gebessert, und die Hospitäler nahmen immer mehr den Charakter von wirklichen Krankenpflegeanstalten an. Als ein Meilenstein in der Entwicklung des schwedischen Hospitalwesens in diese Richtung wird das Eröffnen des Centralhospitales zu Vadstena im Jahre 1829 angeführt. Während der folgenden Jahre suchte die Gille des Seraphimer-Ordens durch wiederholte Rundschreiben einzuschärfen, dass die Hospitäler vor allen Dingen Irren-Heil- und Pflege-Anstalten wären. Regeln für Aufnahme und für Entlassen wurden festgestellt. Krüppel, Gebrechliche und Arme wurden allmählich aus den Anstalten ausgeschieden. Die ärztliche Pflege trat stets mehr in den Vordergrund (noch in den vierziger Jahren wird doch in der Regel der Oekonom („syslomann“) zuerst unter den Beamten des Hospitales erwähnt). Durch Neu-, Um- und Anbaue wurden nach damaliger Auffassung genügende Lokale für die Kranken eingerichtet, u. s. w. Die Entwicklung ging doch langsam und uneben her; hie und da wurden aus oekonomischen Gründen undienliche Lokale lange beibehalten. Das Hospital zu Göteborg erhielt erst im Jahre 1872 ein zeitgemässes Gebäude. Mangel an Raum veranlasste an einigen Orten Zusammenpacken von den Kranken, was wieder das Anwenden von groben mechanischen Zwangsmitteln notwendig machte.

Das Umbilden der ehemaligen Regierungsbezirkshospitäler in Krankenpflegeanstalten im heutigen Sinne kann doch im Ganzen im Jahre 1858 als abgeschlossen angesehen werden. In diesem Jahre wurde das erste Irrenversorgungsgesetz in Schweden gegeben. Durch dies Gesetz wurde bestimmt, dass lediglich Geisteskranke zur Verpflegung in den Hospitälern berechtigt waren. Bedingungen für Aufnahme und Entlassen wurden festgestellt. Die Obliegenheiten der Aerzte wurden durch genaue Vorschriften über Journalführen und Jahresberichte und dergl. abgesteckt. Im Anschluss daran wurden auch Instructionen für die Beamten der Hospitäler, Formulare u. s. w. festgestellt.

Das Gesetz vom Jahre 1898 stimmt im Wesentlichen mit dem jetzt geltenden überein; es darf aber bemerkt werden, dass der Oberarzt kein Beschlussrecht in wirtschaftlichen Fragen, auch kein Stimmrecht in der Hospitalverwaltung hatte. Auch auf einem anderen Gebiete war der ärztliche Einfluss nicht hinlänglich berücksichtigt. In der Oberbehörde der Hospitäler — in der Gille des Seraphimer-Ordens — befand sich nur ein ärztlich gebildetes Mitglied, der Generaldirector der Hospitäler, und dieser hatte zunächst die Stellung eines delegierten oder adjungierten Beamten ohne wirkliches Mitbestimmungsrecht. Dies Verhältnis wurde indessen im Jahre 1877 verändert, da die Befassung der Gille des Seraphimer-Ordens mit den Hospitälern aufhörte, und die Leitung der Hospitäler von dem Medicinalamte übernommen wurde.

Das jetzt geltende sogenannte Hospitalgesetz — „Kungliga Majestäts nådiga Stadga angående sinnessjuka" — wurde am 2. November 1883 erlassen. Der hauptsächliche Inhalt sind folgende Bestimmungen:

Die Staatsanstalten für Geisteskranke sind 1. Hospitäler oder Heil-Anstalten, und 2. Asyle oder Pflege-Anstalten. Sie gehören unter das Medicinalamt, das gewisse Beamte anstellt, Instruktionen und Formulare ausfertigt, das Ausgabebudget feststellt, über Ausbesserungen, u. s. w. entscheidet, und die Anstalten durch eins von seinen Mitgliedern jährlich inspicieren lässt.

Die Verwaltung jeder einzelnen Anstalt wird zunächst von einer Direction gehandhabt, die aus fünf von der Regierung ernannten Mitgliedern besteht, nebst dem Oberarzte, der der Vortragende ist. Der „Landshöfding“ des Regierungsbezirkes (des „län's“) ist Vorsitzender. Alle die Anstalt betreffenden Angelegenheiten werden in der Direction vorgetragen; aber in der Zwischenzeit zwischen den Zusammentreten der Direction ist der Oberarzt der Leiter der Anstalt, der mit gewissen Beschränkungen (die unten erwähnt werden) über die Aufnahme und das Entlassen der Kranken entscheidet, für die Krankenpflege, für die Expedition, für das Journalführen u. s. w. verantwortlich ist, die niedrigere Bedienung annimmt und verabschiedet. Die Wirtschaft wird zunächst von einem Oekonom besorgt.

In die Hospitäler werden aufgenommen: 1. mutmasslich Heilbare, 2. der Gesellschaft Gefährliche, 3. wegen Verbrechen Angeklagte, zwecks der Untersuchung.

Die Asyle sind für unheilbare und fallsüchtige Geisteskranke, sammt — falls Raum da ist — für gesellschaftsgefährliche Idioten bestimmt.

Die Mehrheit der Patienten der Hospitäler gehören indessen zu den Asylgattungen, da die Anzahl der Asylplätze der Zahl von Hospitalplätzen noch nachsteht.

Zur Aufnahme ins Hospital oder ins Asyl sind erforderlich: 1. Schriftliches Gesuch. 2. Attestat des Pfarrers. 3. Aerztliche Bescheinigung, nicht mehr als einen Monat alt, nach festgestelltem, weitläufigem Formular, von einem legitimierten Arzte ausgestellt. 4. Auskunft, nach Formular, über den Kranken, von glaubhaften Personen gegeben, vom betreffenden Pfarramte bekräftigt. 5. Verpflichtung zu Abgaben zur Anstalt. — Bei dringenden Notfällen wird lediglich die unter 3. erwähnte ärztliche Bescheinigung, oder — falls der Kranke als eine für die bürgerliche Gesellschaft gefährliche Person von den Polizeibehörden in die Anstalt eingeliefert wird — gar keine Urkunde gefordert. Bei solchen Fällen entscheidet der Oberarzt, ob der Kranke aufgenommen werden darf.

Geheilte Patienten werden vom Oberarzte entlassen. Die Entscheidung über Entlassen von gebesserten oder nicht gebesserten harmlosen Kranken kommt (förmlich) der Direction zu. Derartige Patienten können auch nach Verlangen des Vormunds entlassen werden. Das Entlassen von geisteskranken Verbrechern darf nur nach Genehmigung des Medicinalamtes geschehen.

Briefwechsel und Besuche dürfen nur mit Zustimmung des Oberarztes stattfinden. Die Mitglieder der Direction haben doch das Recht, die Anstalt zu irgend welcher Zeit zu besuchen, um über die dortigen Verhältnisse Erkundigung einzuziehen. Der Vormund eines Kranken hat das Recht, des Krankenjournals teilhaft zu werden.

Die Abgaben werden alle fünf Jahre festgestellt. Sie sind gegenwärtig für Patienten 1. Klasse kr. 2.25 (etwa 2 Mark 50 Pf.), für Patienten 2. Klasse kr. 0,85 (nahezu 1 Mark), und für Unbemittelte und Armenhäusler (Patienten dritter Klasse) kr. 0,50 (56 Pf.) Für die zuletzt benannten bezahlt die Heimatsgemeinde. Die Patienten 2. und 3. Klasse werden zusammen verpflegt und sind — ausser was die Abgabe betrifft — in Allem gleichgestellt.

Als private Anstalt wird ein jedes Haus oder Heim betrachtet, in dem mehr als fünf Geisteskranke verpflegt werden. Derartige Anstalten dürfen nur mit Genehmigung der Regierung errichtet werden. Die Anstalt steht unter der Aufsicht des Medicinalamtes, das nach Vorschlag des Besitzers Aerzte anstellt und die Anstalt jährlich inspicieren lässt.

Die Aufsicht über die in Privatanstalten gepflegten Geisteskranken kommt den Gemeindebehörden und den betreffenden Aerzten und Geistlichen zu.

Anlässlich einiger im Druck erschienenen alarmierenden Beschuldigungen wegen „ungesetzlicher Einsperrungen“ von Geisteskranken wurde im Jahre 1896 ein Ausschuss mit dem Auftrage niedergesetzt, das geltende Hospitalgesetz aufs Neue zu redigieren. Der Vorschlag des Ausschusses, der übrigens keine durchgreifende Neuerungen enthielt, hat bisher allein zur

Folge gehabt, dass seit dem 1. Mai 1899 bis auf Weiteres ein Oberinspector der Irrenversorgung des Reiches („Oefverinspectör för sinnessjukvården i riket") angestellt worden ist, dem es obliegt, durch einen oder mehrere jährliche Besuche bei jeder Anstalt den Sinneszustand von Neuaufgenommenen, von Untersuchungspatienten, u. s. w. zu untersuchen, und in gewissen Fällen über das Entlassen zu bestimmen. Auch ist der Oberinspector befugt, die Pflege der übrigen Geisteskranken des Reiches zu beaufsichtigen.

Die Anzahl von Geisteskranken und Idioten sowohl als die Anzahl von verfügbaren Hospitalplätzen sind ersichtlich aus der folgenden Tabelle:

Im Jahre	Einwohnerzahl	Geisteskranke	Geisteskranke pro 1000 Einw.	Idioten
1840	3138887	4200	1,3	—
1850	3482541	4500	1,3	—
1860	3859728	5000	1,3	2500
1870	4168525	5750	1,4	3240
1880	4565668	7229	1,58	4227
1890	4784981	8703	1,82	7619
1896	4962562	11000	2,2	8500? 7500

Im Jahre	Idioten pro 1000 Einw.	Geisteskranke und Idioten pro 1000 Einw.	Hospitalplätze für Geisteskranke	Hospitalplätze pro 1000 Geisteskranke.
1840	—	—	850	20
1850	—	—	1000	22
1860	0,65	1,95	1000	20
1870	0,78	2,2	1250	21
1880	0,93	2,5	1841	25
1890	1,59	3,4	2569	29
1896	(1,7?) 1,5	(3,9? 3,7	4259	36

Bei dieser Tabelle ist zu bemerken, dass (ausgenommen für das Jahr 1896) die Ziffern, was die Anzahl von Geisteskranken und von Idioten betrifft, nach den in den Berichten des Statistischen Centralbüreaus veröffentlichten Berechnungen angeführt sind. Seit dem Jahre 1886 finden sich indessen in den Berichten der Oberdirection der Hospitäler alle Jahre ein Auszug der durch die Geistlichkeit eingezogenen Primärangaben über die Anzahl von Geisteskranken und von Idioten. Diese Ziffern sind nicht wenig geringer als die oben angeführten. Beispielweise für das Jahr 1886: 6532 Geisteskranke und 4212 Idioten, — für das Jahr 1890: 7491 und 6153, — für das Jahr 1896: 8725 und 7028. Indem man einige ganz offenbare Lücken in den Primärangaben berücksichtigt, kann man doch mit hohem Grade von Wahrscheinlichkeit berechnen, dass die Anzahl von Geisteskranken um 20 Prozent höher sein darf, — eine Berechnung, die mit den Angaben des statistischen Centralbüreaus ganz gut stimmt. Dass die Anzahl von Idioten so gross sein sollte, besonders in den Jahren 1890 und 1896, — wie es aus der Tabelle hervorgeht — scheint nicht ganz gewiss zu sein.

Die Anzahl von Hospitalplätzen ist bis an das Jahr 1860 ungefähr. Die geringe Zunahme während der Jahre 1840—1860 beruht grossenteils darauf, dass die Hospitäler vorher überfüllt gewesen waren, und dass man jetzt dem Zusammenpacken von Geisteskranken entgegenwirken wollte, teils auch auf ökonomischen Schwierigkeiten und auf dem Aufheben des Hospitales von Danvik. Für das Jahr 1896 sind bei der Prozentberechnung etwa 250 Plätze abgezogen, der Anzahl von Idioten entsprechend, die wahrscheinlich in den Hospitälern oder in den Asylen verpflegt wurden.

Trotz der in den letzten Jahren stets steigenden Zunahme der Anzahl von Hospitalplätzen scheint der Belegraum immer unzulänglicher zu werden. Die Anzahl von Gesuchen, die nicht gleich bewilligt werden können, steigt stets. Die Ziffern lauten im Jahre 1876 auf 176, im Jahre 1886 auf 227 und im Jahre 1896 auf 505.

Die gegenwärtigen öffentlichen Anstalten sind*): *Göteborg*

*) Die mit *Kursivschrift* ausgezeichneten Anstalten haben sich aus den alten Länshospitälern (Bezirkshospitälern) entwickelt: die übrigen sind neuerrichtet.

(1872; 175 Plätze). *Hernösand* (1862 und 1879; 225 Plätze). Kristinehamn (1887; 300 Plätze). *Das Hospital zu Lund (Lunds Hospital)* (1879; 354 Plätze). Das Asyl zu Lund (Lunds Asyl) (1891; 836 Plätze). *Das Asyl zu Malmö (Malmö Asyl)* (175 Plätze). *Nyköping* (1890 und 1896; 140 Plätze). Piteå Hospital und Asyl (1893; 300 Plätze). Stockholm (1861, 1873, 1878; 270 Plätze). *Upsala* (1841, 1867, 1878, 1883—1886; 446 Plätze). *Vadstena Hospital und Asyl* (1829, 1862, 1896; 784 Plätze). *Wexiö* (1857, 1867, 1876; 222 Plätze). *Visby* (32 Plätze). — Dazu kommt im Jahre 1899—1900 das Asyl zu Upsala (Upsala Asyl) mit 810 Plätzen, so dass sich die Gesammtzahl von Hospital- und Asylplätzen auf ein wenig mehr als 5000 Plätze beläuft. Ausserdem ist eine neue kombinierte Anstalt (Hospital und Asyl) mit 1000 Plätzen bei Restad, in der Nähe der Stadt Venersborg, geplant. In den obenbenannten Zahlen von Hospitalplätzen sind die für Patienten erster Klasse bestimmten etwa 125 Plätze (75 Männer, 50 Frauen) einbegriffen.

Die Irren, die nicht gleich in den Hospitälern verpflegt werden können, werden seit alter Zeit zur vorläufigen Verpflegung in die sogenannten Länslazarette (Bezirkslazarette) aufgenommen. In den meisten von diesen Krankenhäusern befinden sich kleinere (in der Regel doch bloss aus einer Reihe von Zellen bestehende), für Geisteskranke besonders bestimmte Abteilungen. Die Anzahl der Plätze lässt sich wohl auf etwa 125 anschlagen. Im Verlaufe des Jahres 1896 wurden 792 Geisteskranke daselbst verpflegt.

Ausserdem werden eine grosse Anzahl von Geisteskranken und Idioten in kommunalen Armenpflegeeinrichtungen verpflegt (oder verwahrt); in den grösseren Städten in besonderen Abteilungen für Geisteskranke („Grubbens gärde“ in Stockholm; „Gibraltar“ in Göteborg).

Die Jahreszahlen geben die Zeitpunkte an, da Neubaue, grössere Um- oder Anbaue in Gebrauch genommen worden sind. Die Ziffern der Plätze beziehen sich auf Ende des Jahres 1896, seit welchem Jahre keine Zunahme verzeichnet ist.

Die grösste Anzahl wird jedoch in privaten Häusern verpflegt. Ueber diese Kranken besteht keine organisierte Aufsicht.

In Privatanstalten werden eine ganz unbedeutende Zahl von Geisteskranken verpflegt. Es finden sich nämlich in Schweden bloss ein paar derartige Anstalten, und diese sind unbedeutend: Solna sjukhem (das Hospital von Solna) bei Stockholm (Adresse: Sundbyberg; zur Aufnahme von 12 Männern und 10 Frauen berechnet), sammt Holmehus (für 12 Frauen) und Katrinelund (für 10 Frauen), beide in der Nähe der Stadt Malmö.

Nach den offiziellen (wie oben nachgewiesen, zu niedrigen) Ziffern war die Verteilung der Geisteskranken Ende des Jahres 1896 die folgende: 3179 in Hospitälern oder Asylen, 56 in den Bezirkslazaretten, 1037 in Armenhäusern, 60 in Privatanstalten, 4382 in privaten Häusern, 11 unbekannt. Von den Idioten wurden 218 in Hospitälern oder Asylen, 16 in den Bezirkslazaretten, 688 in Armenhäusern, 312 in Privatanstalten, 5793 in privaten Häusern verpflegt; über 1 finden sich keine Aufschlüsse.

Die obenstehenden Aufschlüsse sind aus folgenden Werken hergenommen:

A. H. Wistrand. Kort framställning af statsmedicinens uppkomst och utveckling i Sverige (Kurze Darstellung von der Entstehung und der Entwickelung der Staatsmedicin in Schweden). Hygiea, Bd. 11, 1849, S. 517, 581, 720; Bd. 12, 1850, S. 3, 129, 379, 520; Bd. 13, 1851, S. 3 und 65.

C. U. Soudén. Uppfordran till vederbörande att tidsenligt reglera vården af sinnessjuka. (Aufforderung an die betreffenden Behörden, die Irrenversorgung zeitgemäss zu ordnen.) Stockholm 1847.

„ — Danviks dårhus. En uppfordran till vederbörande att tidsenligt reglera vården om Stockholms sinnessjuka. (Das Irrenhaus von Danvik. Eine Aufforderung an die betreffenden Behörden, die Fürsorge für die Geisteskranken zu Stockholm zeitgemäss zu ordnen.) Stockholm 1853.

Otto E. A. Hjelt. Svenska och finska medicinalverkets historia 1663—1812. (Die Geschichte des schwedischen und finnischen Gesundheitswesens 1663—1812.) Bd. III, S. 76. Helsingfors 1893.

C. J. Ekströmer. Underdånig berättelse om länslazaretterne, hurhusen och hospitalerna i riket. (Untertäniger Bericht über die

Bezirkslazarette, die Krankenhäuser für venerische Kranke und die Irrenanstalten des Reiches. Stockholm 1840.

C. J. Ekströmer. Underdånig berättelse u. s. w. (wie oben). Stockholm 1847.

Underd. utlåtande rörande hospitalernes och hospitalsfondens förvaltning afgifvet af serskildte dertill comitterade. (Unterthänigstes Gutachten betreffend die Verwaltung der Hospitäler und der Hospitalfonds, von einem mit dem besonderen Auftrag niedergesetzten Ausschuss abgegeben.) Hygiea, Bd. 6, 1844, S. 737 und 797; Bd. 7, 1845, S. 113.

Kongl. Ser. Ord. Gillets underd. utlåtande i anledning af ofvannämnda betänkande. (Unterthänigster Bericht der Gille des Seraphimer Ordens anlässlich des obenerwähnten Gutachtens.) Hygiea, Bd. 7. 1845, S. 182 und 240 (mit Noten vom Generaldirektor Ekströmer).

Underd. betänkande ang. hospitalsväsendets förändrade organisation. Afgifvet den 31. December 1870 af dertill i nåder förordnade komiterade. (Unterthäniges Gutachten betreffend eine Umordnung des Hospitalwesens. Am 31. Dezember 1870 von einem gnädigst dazu verordneten Ausschusse abgegeben.) Stockholm 1871.

Underd. betänkande och förslag till Stadga angående sinnessjuka, afgifvet den 29. Februar 1896 af dättill i nåder utsedde komiterade (Unterthäniges Gutachten und Entwurf zum Gesetz über Geisteskranke, am 29. Februar 1896 von einem mit dem Auftrag gnädigst niedergesetzten Ausschusse abgegeben.) Stockholm 1896.

Öfverstyrelsens öfver hospitalen underd. berättelse. Bidrag till Sveriges officiela statistik. K. Helso- och Sjukvården II 1861—1897. (Unterthänigster Bericht der Oberdirection der Hospitäler. Beiträge zur officiellen Statistik Schwedens. K. Gesundheitswesen und Krankenpflege II 1861—1897).

Göteborg.

Göteborgs hospital. Das Hospital von Göteborg, auf Hisingen gelegen, 7 km von der Stadt Göteborg entfernt. Oeffentliche Irren-Heil- und Pflege-Anstalt.

Aerzte: I. Oberarzt: Med. lic. Johan Kristian Wickström, geb. 1845. II. Arzt: Med. lic. Knut Victor Hultmann, geb. 1861.

Die Anstalt wurde zur Aufnahme von Kranken im November 1872 eröffnet. Der erste Oberarzt der Anstalt war

Carl Theodor Anjou (gest. 1883), der im Medizinalberichte des Jahres 1873 die Anlage beschrieben hat.

Die Anstalt wird durch Petroleumlampen erleuchtet und durch in die Wände eingemauerte Kachelöfen geheizt; es steht aber jetzt die Installierung sowohl von elektrischer Beleuchtung als von Centralheizung bevor. Die Klosette leiten zu Gruben, und von denen werden die Exkremente heraufgeholt und mit Kalk gemischt.

Der ursprüngliche Plan ist nicht durchgeführt, da Abteilungen 1. Klasse noch nicht erbaut sind.

Bestand am 1. Jan. 1898:	88	M.,	85	Fr.	Insges.	173
Aufgenommen . . .	„	19	„	22	„	„	41
Geheilt entlassen . .	„	7	„	8	„	„	15
Gebessert, ungeheilt	„	11	„	6	„	„	17
Gestorben	„	5	„	5	„	„	10
Suicidium	„	—	„	1	„	„	1
Bestand am 1. Jan. 1899:		84	„	88	„	„	172

Hernösand.

Hernösands Hospital, das Hospital von Hernösand, in der Stadt Hernösand, im Regierungsbezirke Vesternorrland (V. län).

Aerzte: I. Erik August Frick, geb. 1837, seit 1896 wegen Krankheit dienstfrei; II. Gustaf Richard Stenbeck, medicinae licentiatus, geb. 1863, verrichtet zur Zeit als Director, III. Georg Severin Lundberg, med. lic., geb. 1867, verrichtet zur Zeit als Oberarzt, zweiter Arzt.

Bereits Ende des 18. Jahrhunderts bestand zu Hernösand eine Anstalt, die auch Geisteskranke aufnahm. Im Jahre 1845 wurden aber die Geisteskranken ausgeschieden, und zur Irrenpflege wurden besondere Gebäude aufgeführt. Das Dasein einer selbständigen Irren-Anstalt kann man somit von dem Jahre 1845 an rechnen. Die Anstalt war Centralanstalt für Norrland und scheint damals über 50 Betten verfügt zu haben. Das erste Gebäude der Anstalt, ein hölzernes Gebäude, wird nun — seit dem Jahre 1879 — als Wohnung der Functionäre benutzt. Im Jahre 1862 wurde ein grosser Neubau mit

70 Betten bezogen, und im Jahre 1879 wurden noch zwei Flügel ausgebaut, wodurch der Bestand bis auf 221 stieg. Die Zeichnungen wurden von dem Architekten Kumelin geliefert. Im Jahre 1892 erfuhr die Anstalt noch eine kleine Erweiterung, so dass sie jetzt 225 Betten hat.

Die Anstalt wird durch Petroleumlampen beleuchtet und durch Kachelöfen geheizt.

Tonnensystem.

Es stehen bedeutende Verbesserungen bevor: Installirung von elektrischer Beleuchtung und von Centralheizung, Umbau der Ueberwachungs-Abteilung u. s. w.

Im Jahre 1887 brannte ein von einem Kranken angezündeter Holzschuppen ab. Im Jahre 1893 wurde eine Pflegerin von einem Kranken so schwer misshandelt, dass ihr Knie resecirt werden musste.

Als Aerzte waren früher Thomas Hedlund (1845—1848), August Alexander Linström (1848—1871), Svante Ödman (1871—1881), Ernst Johan Gustaf Hjertström (1881—1888) und Erik August Frick an der Anstalt thätig.

Eine Beschreibung der Anstalt findet sich in „Bidrag till Sveriges officiela statistik“ für die Jahre 1862 und 1879.

Bestand am 1. Januar 1898:	116 M.,	113 Fr.	Insges.	229
Aufgenommen . . . . . . „	11 „	24 „	„	35
Geheilt entlassen . . . . „	2 „	10 „	„	12
Gebessert . . . . „	5 „	6 „	„	11
Gestorben . . . . „	4 „	9 „	„	13
Bestand am 1. Januar 1899:	116 „	112 „	„	228

Kristinehamn.

Kristinehamns Hospital, das Hospital von Kristinehamn, 2 km von der Stadt Kristinehamn entfernt, an einer Bucht des Sees Wenern gelegen.

Aerzte: I. Dr. Axel Enwall, geb. 1844; II. K. Fr. Magnusson, geb. 1864.

Die Anstalt wurde nach Plänen des Architekten Axel Kumelin aufgeführt. Sie wurde im Juli 1887 eröffnet und ist später mehrmals erweitert worden. Die Gesammtkosten haben sich auf etwa 1 100 000 Kr. (etwa 1 237 000 Mark) belaufen.

Die Anstalt wird durch elektrisches Licht erleuchtet und durch Centralheizung nach verschiedenen Systemen erwärmt; die Centralabteilung hat Warmluftheizung, die Isolirabteilung wird durch Kaloriferen mit Wasserdampf geheizt.

Tonnensystem.

Zwei neue Pavillons zur Aufnahme von Kranken wurden im Jahre 1899 bezogen.

Die Anstalt hat eigene Wasserleitung; das Wasser wird vom Wenern heraufgepumpt.

Die Anstalt hat bedeutenden Acker- und Gartenbau. Das Gesammt-Areal der Ländereien der Anstalt beträgt etwa 250 Hektar, von denen etwa 180 Hektar Wald und 70 Hektar Acker, Wiesen und Gärten.

Seebad im Wenern.

Ausführliche Beschreibung der Anstalt findet sich in „Bidrag till Sveriges officiela statistik“ u. s. w. für das Jahr 1890.

Bestand am 1. Jan. 1898:	156 M.,	148 Fr.	Insges. 304
Aufgenommen . . .	„ 21	„ 33	„ „ 54
Geheilt entlassen .	„ 5	„ 16	„ „ 21
Gebessert.	„ 10	„ 11	„ „ 21
Gestorben	„ 6	„ 5	„ „ 11
Bestand am 1. Jan. 1899:	156	„ 149	„ „ 305

In früheren Jahren war die Aufnahme von Kranken viel grösser. So wurden

im Jahre 1887	aufgenommen 184,	geheilt entlassen 23
„ 1888	„ 229	„ „ 104
„ 1889	„ 90	„ „ 99
„ 1890	„ 72	„ „ 66
„ 1891	„ 75	„ „ 73
„ 1892	„ 107	„ „ 94
„ 1893	„ 85	„ „ 73
„ 1894	„ 90	„ „ 92
„ 1895	„ 126	„ „ 141
„ 1896	„ 100	„ „ 87
„ 1897	„ 78	„ „ 80

Lund.

Lunds Hospital och Asyl, das Hospital und das Asyl von Lund. Irren-Heil- und Pflege-Anstalt. 1½ km südlich von der Stad Lund gelegen.

Aerzte: I. Professor extraordinarius an der Universität zu Lund Dr. med. Svante Ödmann, geb. 1836, Director und Oberarzt am Hospitale und am Asyle. Am Hospitale: II. Docent Dr. med. Bror Edvard Gadelius, geb. 1862; III. Einar Kjelgaard Lauritzen, med. lic., geb. 1869; am Asyle: II. Daniel Sellberg, med. lic., geb. 1855; III. Karl Set Julius Noren, geb. 1863; IV. Carl Ludwig Lundborg, med. lic., geb. 1861.

Das Hospital wurde im Juli 1879, das Asyl im Mai 1891 eröffnet. Die Anstalten wurden auf Vorschlag der Oberdirection der Hospitäler aufgeführt. Die Unkosten des Hospitales betrugen 460 000 Kr. (etwa 517 000 Mark), und die Kosten des Asyles beliefen sich auf 1 146 561 Kr. (etwa 1 290 000 Mark).

Die Anstalten werden durch elektrisches Licht erleuchtet. Das Asyl wird durch Centralheizung (warme Luft) erwärmt; das Hospital wird teils durch Wasserdampf, teils durch Kachelöfen geheizt.

Tonnensystem.

Der erste Director (Oberarzt) der Anstalt war Ernst Salomon (während der Jahre 1879—1880).

Beschreibung der Anstalt findet sich in „Bidrag till Sveriges officiela statistik“ für das Jahr 1881.

Am Hospital:

Bestand am 1. Jan. 1898:	182 M.,	182 Fr.	Insges.	364
Aufgenommen . . . „	58 „	60 „	„	118
Geheilt entlassen . „	25 „	25 „	„	50
Gebessert, ungeheilt „	24 „	26 „	„	50
Gestorben . . . . . „	11 „	19 „	„	30
Bestand am 1. Jan. 1899:	180 „	182 „	„	362

Am Asyl:

Bestand am 1. Jan. 1898:	418 M.,	417 Fr.	Insges.	835
Aufgenommen . . . „	23 „	28 „	„	51
Geheilt entlassen . „	— „	— „	„	—
Gebessert, ungeheilt „	6 „	9 „	„	15
Gestorben . . . . . „	15 „	19 „	„	34
Bestand am 1. Jan. 1899:	420 „	417 „	„	837

Malmö.

1. **Holmehus**, Privat-Heil- und Pflege-Anstalt für Frauen, zu Malmö.

Arzt: Carl Thure Henrik Petrén, geb. 1858.

Die Anstalt wurde am 15. Mai 1882 in einem früher bebauten, von Fräulein Sophie Hermansson (seit 22 Jahren Vorsteherin an den Hospitälern von Malmö und von Lund) eingekauften Anwesen eröffnet.

Die Anstalt wird durch Petroleum und durch Gas erleuchtet und durch Oefen geheizt.

Tonnensystem.

Der erste Arzt der Anstalt war Christian Berling, geb. 1834, gest. 1883. Ihm folgte Anders Constantin Brandberg, geb. 1837, gest. 1895.

Kein Suicidium ist vorgefallen.

Bestand am 1. Januar 1898:	12 Frauen
Aufgenommen	2 „
Geheilt entlassen	1 „
Ungeheilt, gebessert	1 „
Bestand am 1. Januar 1899:	12 „

2. **Katrinelund**, Privat-Heil- und Pflege-Anstalt, 1 km von der Stadt Malmö entfernt.

Arzt: Carl Thure Henrik Petrén, Gefängnisarzt (s. o.).

Die Anstalt wurde am 11. März 1892 in einem Anwesen, das der Stadt Malmö gehört, eröffnet. Sie wird von der ehemaligen Vorsteherin am Hospitale von Lund, Frau Elisa Lennvall und ihrer Tochter, Fräulein Caroline Lennvall (auch ehedem Vorsteherin am Hospitale von Lund) gemiethet. Die Anstalt nimmt nur Frauen auf. Im Jahre 1898 kam ein anstossendes Anwesen, Tresnellammen, hinzu, in dem 5 Kranke verpflegt werden. In den Jahren 1892—1896 war Olof Wennberg als Arzt an der Anstalt thätig.

Die Anstalt wird durch Paraffinöllampen und durch Stearinkerzen erleuchtet und durch Oefen geheizt.

Tonnensystem.

Bestand am 1. Januar 1898:	10	Frauen
Aufgenommen	5	„
Geheilt entlassen	—	„
Ungeheilt, gebessert	2	„
Bestand am 1. Januar 1899:	13	„

3. **Malmö asyl**, das Asyl von Malmö, in Rundelsgatan (in der Rundelstrasse) zu Malmö. Irren-Pflege-Anstalt.

Aerzte: I. Professor Dr. med. Ödmann (s. o.). II. Axel Bjerkén, med. lic., geb. 1861.

Die Anstalt ist sehr alt, war früher Hospital, wurde aber im Jahre 1879 Asyl. Von der älteren Geschichte der Anstalt ist nichts mitgeteilt. In den Jahren 1879—1883 war Dr. med. et phil. Christian Fredrik Berling als Arzt an der Anstalt thätig; ihm folgte der jetzige Director. Wegen der unzeitgemässen Einrichtung ist das Aufheben der Anstalt beabsichtigt.

Die Anstalt wird durch Petroleumlampen erleuchtet und durch Oefen geheizt.

Tonnensystem.

Bestand am 1. Jan. 1898:	87	M.,	87	Fr.	Insges.	174
Aufgenommen	„	3	„	7	„	„	10
Ungeheilt, gebessert .	„	1	„	—	„	„	1
Gestorben	„	2	„	6	„	„	8
Bestand am 1. Jan. 1899:	87	„	88	„	„	175

Nyköping.

Nyköping Hospital, das Hospital von Nyköping in der Stadt Nyköping.

Arzt: Magnus Alfred Petterson, med. lic., geb. 11. September 1846.

Der Ursprung des Hospitales von Nyköping ist wahrscheinlich in einem bereits im 14. Jahrhundert bestehenden kleinen Johanniterkloster zu suchen, in dessen „helgeandshus" (Heiligen-Geistes-Haus) allerlei Kranke und Arme verpflegt wurden. Im Jahre 1780 ging die Anstalt zur ausschliesslichen Aufnahme von Irren über und wurde unter den Schutz der Seraphimergilde gestellt. Die Anstalt war damals sicherlich sehr klein, ist aber allmählich erweitert worden, so dass sie jetzt 3 zweistöckige Gebäude besitzt. Der Krankenbestand ist somit immer gestiegen. Im Jahre 1858 konnte die Anstalt höchstens 48 Kranke aufnehmen, im Jahre 1861 betrug der Bestand 57, im Jahre 1890 115; es können nun 140 Kranke aufgenommen werden, und es stehen noch Erweiterungen bevor. Im Jahre 1899 wurde besondere Wohnung für den Arzt ausgebaut, und elektrisches Licht wurde überall installirt, ausgenommen in dem ältesten Gebäude, das durch Gas erleuchtet wird. Die Anstalt wird teils durch Oefen, teils durch Centralheizung (Luft- oder Wasserheizung) erwärmt. Tonnensystem.

Von dem Jahre 1773 bis an das Jahr 1893 war die Irren-Anstalt mit einem allgemeinen Krankenhause vereinigt; der Arzt des Krankenhauses war zugleich Arzt der Irren-Anstalt. So war in den Jahren 1858—1893 Dr. med. Jonas Wilhelm Granberg als Arzt an beiden Anstalten thätig; er fuhr nachher als Arzt der Irren-Anstalt allein bis 1896 fort. Ihm folgte Med. lic. Emil Wilhelm Lindell bis 24. März 1898, und dann Petrén bis November 1898.

Literatur: „Bidrag till Sveriges officiela statistik" u. s. w.
Harald Otto Indebetal. Nyköpingsminnen, herausgeg. 1874.

		M.	Fr.	Insges.
Bestand am 1. Jan. 1898:		74 M.,	66 Fr.	Insges. 140
Aufgenommen . . .	„	24 „	22 „	„ 46
Geheilt entlassen .	„	3 „	17 „	„ 20
Ungeheilt, gebessert	„	12 „	5 „	„ 17
Gestorben	„	7 „	4 „	„ 11
Suicidium	„	1 „	— „	„ 1
Bestand am 1. Jan. 1899:		76 „	62 „	„ 138

Piteå.

Piteå hospital och asyl, das Hospital und das Asyl von Piteå, 2,5 km von der Stadt Piteå entfernt, auf der Insel Pitholmen, am Ufer des Flusses Piteå, gelegen.

Aerzte: I. Med. lic. Per Gustaf Wingquist, geb. 4. Juli 1849. II. Med. lic. Axel Manfred Lundgren, geb. 17. Juli 1863.

Die Anstalt wurde nach Zeichnungen des Hofintendanten Axel Kumelin in den Jahren 1889—1893 erbaut und im October 1893 eröffnet. Die Gesammtkosten des ganzen Komplexes betrugen etwa 1000000 Kr. (etwa 1125000 Mark).

Die Anstalt wird durch elektrisches Licht erleuchtet und hat Centralheizung (wird durch warme Luft geheizt).

Tonnensystem.

Im Juli 1895 brach eine Feuersbrunst in der Oekonomieabteilung aus.

Kein Selbstmord und kein Ueberfall ist vorgekommen.

Literatur: „Bidrag till Sveriges officiela statistik“ des Jahres 1893.

Bestand am 1. Jan. 1898:	149 M.,	137 Fr.	Insges.	286
Aufgenommen . . . . . „	22 „	27 „	„	49
Geheilt entlassen . . . „	10 „	12 „	„	22
Ungeheilt, gebessert . . „	5 „	3 „	„	8
Gestorben . . . . „	1 „	3 „	„	4
Bestand am 1. Jan. 1899:	155 „	146 „	„	301

Stockholm.

Stockholms hospital, Konradsberg, das Hospital von Stockholm auf Konradsberg. Oeffentliche Irren-Heil- und Pflege-Anstalt.

Aerzte: I. Professor extraordinarius Dr. med. Ernst Johan Gustaf Hjertström, geb. 1849, angestellt 1890; II. Ernst Leonhard Fagergren, geb. 1848, angestellt 1883; III. Sten Gustaf Edvard Vestberg, med. lic., geb. 1869.

Die Anstalt ist nach den vom Architekten Professor Törnquist — unter Beratschlagung mit dem Generaldirektor des Gesundheitsamtes Ekströmer, Professor Huss und Dr.

Sondén — gezeichneten Plänen aufgeführt. Sie wurde den 20. November 1861 eröffnet und nahm die ersten Patienten aus dem damaligen Tollhause („dårhus“) Danviken vom 29. November bis 13. December 1861 auf; es wurden 101 Kranke aufgenommen. Die Anlagekosten betrugen etwa kr. 900000 (etwa 1000000 Mark); die Anstalt ist aber später erheblich erweitert worden. Es können nunmehr 270 Kranke aufgenommen werden.

Die Anstalt wird durch elektrisches Licht erleuchtet, hat Niederdruck - Centralheizungsanlage und benutzt Tonnensystem.

Als Aerzte waren in den Jahren 1861—1882 Wilhelm Öhrström (im Jahre 1891 gestorben), und in den Jahren 1882—1889 Johan Fredrik Björnström (im Jahre 1889 gestorben) an der Anstalt thätig.

Director Björnström wurde den 21. März 1884 von einem 29jährigen Paranoiker mit Dolch mörderisch überfallen. Der Kranke hatte sich eine Zeitlang frei bewegt, bis er eines Nachts von zwei Schutzleuten in die Anstalt zurückgebracht wurde; den folgenden Morgen griff er den Director an, der Dolch glitt aber gegen das Schlüsselbein ab, so dass der Director ohne Schaden davonkam, obgleich der Stoss so gewaltig war, dass er auf den Boden umfiel. Im Jahre 1865 erschlug ein Irrer einen Mitpatienten; im Jahre 1879 wurde eine irre Frau von einer anderen ermordet. Während der Jahre 1887—1898 erhängten sich zwei Irre (Männer).

Literatur: Berättelse angående förvaltningen af Stockholms hospital för sinnessjuka under år 1861, afgifven til Kungliga Serafimerordens gillet af hospitalets direktion. (Bericht über die Verwaltung des Irren-Hospitales von Stockholm im Jahre 1861, an die Gilde des Königlichen Seraphimer - Ordens von der Direktion des Hospitales erstattet.) Stockholm 1861.

Bestand am 1. Jan. 1898:	146 M.,		123 Fr.		Insges.	269
Aufgenommen . . .	„	18	„	20	„	38
Geheilt entlassen .	„	6	„	8	„	14
Ungeheilt, gebessert	„	4	„	6	„	10
Bestand am 1. Jan. 1899:	147		„ 123		„	270

2. **Solna Sjukhem,** das Hospital von Solna, Privat-Heil- und Pflege-Anstalt für Kranke erster Verpflegungs-Klasse, auf Sundbyberg, Stockholm.

Aerzte: I. Dr. Henry Marcus, geb. 2. Mai 1866; II. Alfred Johanson, geb. 27. Januar 1862.

Die Anstalt — im Besitz eines Konsortiums von Stockholmer Aerzten — wurde am 1. December 1893 eröffnet. Die Anstalt hat kr. 150000 (168750 Mark) gekostet und besitzt $1^1/_2$ Hectar Land. Sie wird durch Petroleumlampen erleuchtet und hat Centralheizung und Tonnensystem. Nachdem die Anstalt in den Jahren 1897 und 1899 erweitert worden ist, können 26 Kranke, für je kr. 200 (225 Mark) monatlich, aufgenommen werden. Es wird beinahe ausschliesslich weibliche Bedienung angewendet, womit man sehr zufrieden ist.

Zwei Suiciden sind vorgekommen. Ein Paralytiker zerschnitt die Karotis mit einer Glasscherbe einer zerschmetterten Fensterscheibe, und ein Melancholiker erhängte sich auf der Thürangel an einem aus einer Binde verfertigten Stricke.

Literatur: Solna Sjukhem, enskild vårdanstalt för sinnessjuka (Das Hospital von Solna, Privat-Irren-Pflege-Anstalt), Stockholm 1897.

		M.	Fr.	Insges.
Bestand am 1. Jan. 1898:		8 M.,	8 Fr.,	Insges. 16
Aufgenommen	„	14 „	13 „	„ 27
Geheilt entlassen	„	— „	5 „	„ 5
Ungeheilt, gebessert . . .	„	9 „	6 „	„ 15
Gestorben	„	2 „	— „	„ 2
Bestand am 1. Jan. 1899:		11 „	10 „	„ 21

Upsala.

Upsala hospital och asyl, das Hospital und das Asyl von Upsala, auf dem rechten Ufer des Fyrisä, 2 km südlich von der Stadt Upsala gelegen.

Aerzte: I. Oskar Theodor Nerander, geb. 1856, Professor der Psychiatrie (zur Zeit dienstfrei); II. Docent Dr. med. Johan Georg Schuldheiss (zur Zeit Professor).

Die Anstalt stammt von einer mittelalterlichen milden Stiftung her, die ursprünglich „Helgeandshus“ (Heiligen-Geistes-Haus), nach der Reformation aber „Hospital“ benannt wurde

Zu Anfang des 19. Jahrhunderts — wahrscheinlich in den Jahren 1806—1810 — wurde die Anstalt nach ihrem gegenwärtigen Platz verlegt, wo sie in einer alten, im Jahre 1772 aufgeführten Branntweinbrennerei eingerichtet wurde. Von den Gebäuden derselben dient eines jetzt als Wohnung für die Aerzte und die Beamten der Anstalt. Das andere Gebäude wurde während der Jahre 1832—1841 und 1863—1866 ausgebaut und erweitert, um als Centralanstalt zu dienen; im Jahre 1867 konnten 160 Kranke aufgenommen werden. In den Jahren 1876—1877 wurde — mit einem Kostenaufwand von kr. 77500 (etwa 87000 Mark) — eine neue Zellenabtheilung zur Aufnahme von 25 Frauen erbaut. Alle diese Gebäude machen jetzt die Frauenabteilung der Anstalt aus. Die Männerabteilung wurde in den Jahren 1878—1882 — mit einem Kostenaufwand von kr. 1148000 (1291500 Mark) — aufgeführt und hat 270 Betten. Endlich ist in den letzten Jahren — nach Zeichnung von Axel Kumelin — mit einem Kostenaufwand von kr. 1500000 (1687500 Mark) — eine Pflege-Anstalt für 810 Unheilbare beiderlei Geschlechtes aufgeführt worden.

Die Pflege-Anstalt hat elektrisches Licht; sonst wird durch Petroleumlampen beleuchtet. In den älteren Gebäuden wird durch Oefen geheizt, die neueren sind mit Centralheizung versehen. Tonnensystem wird überall benutzt.

Seit dem Jahre 1819 sind die folgenden Aerzte an der Anstalt thätig gewesen: Daniel Malmberg (1819—1831), Carl Henrik Bergstrand (1832—1836), Johan Fredrik Lundblom (1835—1836), Timoleon Wistrand (1836 bis 1837), Gottfried Olaf Söderbom (1837—1856), der im Jahre 1838 den Titel „Oberarzt“ („öfverläkare“) erhielt, — Nils Gustav Kjellberg (1856—1893), der im Jahre 1863 Professor wurde, der erste Arzt, der in der Anstalt wohnte (die früher benannten hatten in der Stadt gewohnt), — Thure Gottfried Wilhelm Björck (1893—1895), und endlich seit dem Jahre 1895 Professor Nerander.

Den 12. October 1858 brach Feuer in dem ältesten Anstaltgebäude aus; der Krankenbestand belief sich damals auf 58 Kranke, von denen 24 im Feuer umkamen. Das Unglück wurde durch die Fahrlässigkeit eines Kranken angerichtet, der von der unzulänglichen Bedienung als Gehilfe gebraucht wurde. Bericht hierüber findet sich in Hygiaea, B. XIII, 1851; S. 701 u. 761.

Im Frühling des Jahres 1895 wurde eine Pflegerin, während sie als Nachtwache verrichtete, wahrscheinlich durch Erdrosseln getödtet. Wie die Unthat begangen war, und von wem, liess sich nie völlig aufklären.

Literatur: Beschreibung und geschichtliche Notizen von Professor Kjellberg in den „Bidrag till Sveriges officiela statistik" des Jahres 1864.

—, Das Hospital und die psychiatrische Klinik, nach den Angaben des Professors Nerander, in der Festschrift der Universität von Upsala zum 25 jährigen Jubiläum Seiner Majestät des Königs Oskar II., von R. Geyer und G. Nordlund mitgeteilt. Upsala 1897. B. II. S. 82.

—, Vom Asyle her sind eine Reihe von Abhandlungen über Psychiatrie und Kasuistik von den Professoren Kjellmann, Nerander und Schuldheiss veröffentlicht worden.

Bestand am 1. Jan. 1898:	269 M.,	172 Fr.	Insges.	441
Aufgenommen . . . . „	70 „	47 „	„	117
Geheilt entlassen . . „	29 „	19 „	„	48
Gebessert, ungeheilt . „	21 „	22 „	„	43
Gestorben . . . . . . „	19 „	2 „	„	21
Bestand am 1. Jan. 1899:	270 „	176 „	„	446

Vadstena.

Vadstena hospital och asyl. Das Hospital und das Asyl von Vadstena, in der Stadt Vadstena. Irren-Heil- und Pflege-Anstalt.

Aerzte: I. Thure Gottfried Wilhelm Björck, Med. lic., geb. 1851; II. (in der Frauenabteilung) Karl Emerik Wildner, geb. 1865, (in der Männerabtheilung) Daniel Alfred Petrén, geb. 1857.

Im Jahre 1519 schenkte der Gerber Marten Nilson Skinnare dem Armenhause sein ganzes Eigenthum, und erhielt das folgende Jahr königliche Genehmigung, ein Hospital dafür zu errichten. Von der ursprünglichen Anstalt besteht noch ein wohlgehaltenes Gebäude, das vor wenigen Jahren noch als Wohnung für 4 Blödsinnige mit Bedienung, zur Zeit aber als Archiv dient. Im Jahre 1532 wurde Marten Skinnare's Stiftung mit dem später errichteten „Helgeandshus“ (Heiligen-Geistes-Haus) vereinigt. Im Jahre 1702 waren die Gebäude so verfallen, dass es notwendig war, Neubaue mit Platz für 80 Personen, mit Küchen, mit Zimmern für die Bediensteten und mit Kirche aufzuführen. Bereits im Jahre 1748 war aber dieser hölzerne Baucomplex hilflos verfallen, und im Jahre 1749 wurde das Erbauen von neuen steinernen Gebäuden begonnen; sie wurden im Jahre 1754 vollendet und konnten 100 Kranke aufnehmen. Diese Gebäude standen 100 Jahre. In den Jahren 1855—1861 wurden die Gebäude — mit einem Kostenaufwand von etwa 156000 kr. (etwa 175000 Mark) — restaurirt. Sie werden noch heute benutzt und sind zur Aufnahme von 160 Kranken bestimmt. Um das Jahr 1820 wurde das Nonnenkloster von Vadstena, das früher teils leer gestanden hatte, teils als Kaserne und als Korrektionshaus benutzt worden war, als Irren-Anstalt für Frauen eingerichtet; es können jetzt 198 Kranke aufgenommen werden. Im Jahre 1893 wurden endlich 431790 kr. (etwa 486000 Mark) zum Erbauen einer Männerabteilung für 198 Kranke bewilligt. Diese Abteilung wurde den 4. December 1895 bezogen. Die Männerabteilung ist mit elektrischer Beleuchtung und mit Centralheizung versehen; in den anderen Gebäuden wird durch Petroleumlampen beleuchtet und durch Kachelöfen geheizt. Nachdem die Frauenabteilung im Herbst 1899 eine Erweiterung von 16 Betten erfahren hat, kann die Anstalt jetzt 413 Männer und 387 Frauen, insgesammt 800 Kranke aufnehmen; die Anstalt ist vorzugsweise für Unheilbare berechnet.

Als Aerzte an der Anstalt waren früher thätig: Georg Engström in den Jahren 1829—1849 (gest. 1855); Ludvig Magnus Hjertstedt (geb. 1810) in den Jahren 1849—1878; Gustaf Wilhelm Göthlin (geb. 1839) in den Jahren 1878 bis 1895.

Literatur: 1. Beskrifning öfver Vadstena Centralhospital, bilag til „kommitterades underdåniga berättelse om erforderliga förbättringar uti hospitalsväsendet i riket“ (Beschreibung des Centralhospitales zu Vadstena, Beilage des unterthänigen von einem Ausschusse über erforderliche Verbesserungen des Hospitalwesens des Reiches erstatteten Berichtes). Stockholm, 1851.

—, 2. Berättelse om Vadstena Centralhospital för år 1850 (Bericht über die Thätigkeit des Centralhospitales zu Vadstena im Jahre 1850). Stockholm 1851.

—, 3. Beskrifning öfver Vadstena hospitalsbygnader (Beschreibung der Hospitalgebäude zu Vadstena) in den statistischen Mitteilungen, „Bidrag till Sveriges officiela statistik“ 1891.

Bestand am 1. Jan. 1898:	409 M.,	369 F.	Insges.	778
Aufgenommen .... „	39 „	44 „	„	83
Geheilt entlassen ... „	13 „	14 „	„	27
Gebessert, ungeheilt . „	16 „	12 „	„	28
Gestorben .... „	9 „	19 „	„	28
Bestand am 1. Jan. 1899:	410 „	368 „	„	778

Kein Suicid.

Vexiö.

Vexiö Hospital, das Hospital von Vexiö, auf einer in den See Trummen vordringenden Landzunge gelegen, 2 km von der Stadt Vexiö entfernt.

Adresse: Vexiö.

Aerzte: I. Dr. Emil Lindell, geb. 1854; II. Dr. Per Gustafson, geb. 1861.

Die Anstalt wurde nach Zeichnungen des Architekten Theodor Anckarsvärd aufgeführt und wurde den 20. Juli 1857 eröffnet. Der Bau wurde im Jahre 1852 begonnen.

Die Anstalt war ursprünglich auf 130 Betten berechnet, wurde aber durch Veränderungen und Anbauten im Jahre 1861 auf 142, im Jahre 1866 auf 180, und im Jahre 1875 bis auf 220 Betten erweitert, von denen 105 für Frauen bestimmt waren.

Die Anstalt wird durch Petroleum erleuchtet und benutzt Tonnensystem. Eine zeitgemässe Centralheizungsanlage ist vorgesehen.

In den Jahren 1855—1897 war Dr. Johan Fredrik Liedholm der leitende Arzt der Anstalt; er war auch früher als Arzt an der älteren Anstalt thätig.

Veröffentlichungen über die Anstalt finden sich in der Zeitschrift Hygiaea:

Hygiaea B. XX, S. 159 ff.: „Om det nya hospitalet i Vexiö" (Ueber das neue Hospital zu Vexiö); Hygiaea B. XXII, S. 129 ff.: „Rapport om Vexiö hospital år 1858" (Bericht über das Hospital von Vexiö im Jahre 1858); — beides von Dr. Liedholm geschrieben.

Bestand am 1. Jan. 1898:	112 M.,	104 F.	Insges.	216
Aufgenommen . . . . „	32 „	27 „	„	59
Geheilt entlassen . . . „	8 „	7 „	„	15
Gebessert, ungeheilt . „	12 „	14 „	„	26
Gestorben . . . . „	7 „	5 „	„	12
Bestand am 1. Jan. 1899:	117 „	105 „	„	222

Kein Suicid.

Visby.

Visby Hospital, das Hospital von Visby, in der Stadt Visby auf der Insel Gottland gelegen.

Arzt: Karl Fredrik Lange, geb. 1863.

Das Hospital von Visby ist ursprünglich durch private Geschenke und Vermächtnisse vor und während der Hanseatenzeit entstanden. In der Reformation wurde das Franziskanerkloster und die Ländereien der von den Feinden ausgeplünderten und verheerten Kirchen säcularisirt und gingen in den Besitz des Hospitales über. Das Hospital verfügte somit über bedeutende Mittel, bis die erwähnten Güter im Jahre 1876 unter die Krone eingezogen wurden. Ueber die spätere Entwickelung der Anstalt ist nichts mitgeteilt.

Die Anstalt wird durch Petroleum erleuchtet und durch Kachelöfen geheizt. Tonnensystem.

Als Aerzte waren früher thätig: Dr. E. Leijer (1859 bis 1873), Dr. G. M. Bolling (1873—1890) und Dr. G. Dahlgren (1890—1897).

Im Jahre 1894 erhängte sich ein Patient in seiner Zelle.

		M.	F.	Insges.
Bestand am 1. Jan. 1898:		17	15	32
Aufgenommen	„	7	3	10
Geheilt entlassen . . .	„	4	1	5
Gebessert, ungeheilt .	„	3	—	3
Gestorben	„	1	1	2
Bestand am 1. Jan. 1899:		17	15	32

Namenregister.

FSC
www.fsc.org
MIX
Papier | Fördert
gute Waldnutzung
FSC® C083411

Zeitfracht Medien GmbH
Ferdinand-Jühlke-Straße 7
99095 Erfurt, Deutschland
produktsicherheit@kolibri360.de